子宫附件疾病

ZIGONG FUJIAN JIBING ZHONGYI TEXIAO LIAOFA

中医特效疗法

主编 王晶 张娟

U0188779

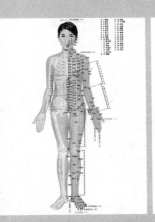
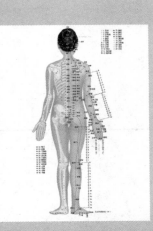
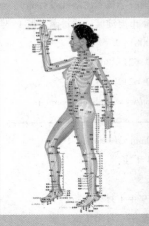

人体穴位挂图

中国科学技术出版社
·北京·

图书在版编目（CIP）数据

子宫附件疾病中医特效疗法 / 王晶，张娟主编 . —北京：中国科学技术出版社，
2019.1

ISBN 978-7-5046-7683-2

Ⅰ . ①子… Ⅱ . ①王… ②张… Ⅲ . ①子宫附件病—中医治疗法 Ⅳ . ① R271.1

中国版本图书馆 CIP 数据核字（2017）第 237043 号

策划编辑	王久红　焦健姿	
责任编辑	王久红	
装帧设计	长天印艺	
责任校对	龚利霞	
责任印制	李晓霖	

出　　版	中国科学技术出版社
发　　行	中国科学技术出版社发行部
地　　址	北京市海淀区中关村南大街 16 号
邮　　编	100081
发行电话	010-62173865
传　　真	010-62173081
网　　址	http://www.cspbooks.com.cn

开　　本	710mm×1000mm　1/16
字　　数	204 千字
印　　张	12.25
版　　次	2019 年 1 月第 1 版
印　　次	2019 年 1 月第 1 次印刷
印　　数	0001~5000 册
印　　刷	北京威远印刷有限公司
书　　号	ISBN 978-7-5046-7683-2 / R · 2114
定　　价	39.50 元

考 考 你

（答案见书末）

1. 女性子宫附件包括哪些（　　　）

　　A. 子宫

　　B. 输卵管

　　C. 卵巢

　　D. 子宫直肠凹陷

2. 女性出现哪些症状应该考虑患有子宫肌瘤（　　　）

　　A. 月经增多、经期延长

　　B. 腹部触及包块、阴道内有异物脱出

　　C. 白带增多

　　D. 尿频、尿急；排尿困难；下腹坠胀、便秘等

　　您还能说出：_____、_____、_____、_____。

3. 子宫内膜异位症的成功治疗要达到哪些目的（　　　）

　　A. 缩减和祛除病灶

　　B. 减轻和控制疼痛

　　C. 治疗和促进生育

　　D. 预防和减少复发

4. 哪些原因可能引起子宫脱垂（　　　）

　　A. 产后过早参加体力劳动

　　B. 人工流产

　　C. 慢性咳嗽、便秘、腹腔积液

　　D. 肥胖

5. 如何预防盆腔炎性疾病后遗症（既往称慢性盆腔炎）（　　　）

　　A. 患有阴道炎症时自行在家冲洗阴道

B. 及时治疗盆腔炎性疾病，防止后遗症发生

C. 注意性生活卫生，经期禁止同房

D. 适当参加体育运动，提高身体素质，预防盆腔炎发生

6. 中医所指的痛经瘀血涉及西医中哪些疾病（　　　）

    A. 子宫内膜异位症

    B. 子宫肌瘤

    C. 原发性闭经

    D. 子宫腺肌瘤

7. 多囊卵巢综合征主要表现有哪些（　　　）

    A. 月经失调：月经稀发或闭经

    B. 多毛、痤疮

    C. 消瘦

    D. 黑棘皮症

8. 子宫肌瘤在哪些情况下可观察等待（　　　）

    A. 无症状时

    B. 月经过多致继发贫血

    C. 近绝经妇女

    D. 合并慢性腹痛

9. 中医对子宫脱垂辨证施治，下列哪项表述是正确的（　　　）

    A. 气虚证，代表方补中益气汤加枳壳

    B. 痰湿证，代表方散聚汤

    C. 肾虚证，代表方大补元煎加鹿角胶、升麻、枳壳

    D. 血虚证，代表方当归建中汤

10. 治疗多囊卵巢综合征的中成药有哪些（　　　）

    A. 桂枝茯苓丸

    B. 右归丸

    C. 二陈汤

    D. 龙胆泻肝汤

编著者名单

主　编　王　晶　张　娟

副主编　宋成文　陈　滢　魏华芳　连俊红

　　李丽娟

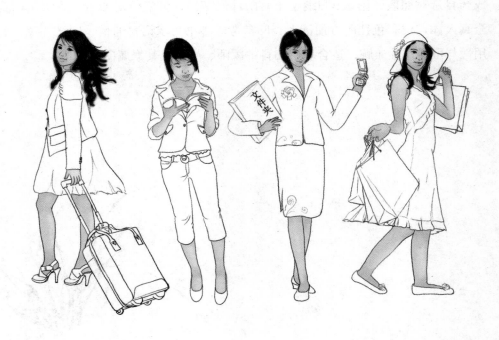

内 容 提 要

  子宫附件既是女性特征的必需激素分泌的源泉，也是生育的物质基础，更是女性保持青春活力的根本，是女性性福幸福的保障。因此，子宫附件的健康对女性健康美丽、家庭幸福至关重要。

  本书详细介绍了危害子宫附件健康常见的六类疾病（子宫肌瘤、子宫内膜异位症、子宫脱垂、盆腔炎性疾病及其后遗症、痛经、多囊卵巢综合征）的判断方法、与相似疾病的区别、中医内服外治的特效疗法和生活食疗调养；简要介绍了上述疾病的西医诊治。书末附录A总结列出了治疗子宫附件疾病常用中成药自选对照表，附录B归纳了子宫附件疾病的保健穴位对照表。本书附赠为全真人体穴位彩色挂图方便读者查阅参考。本书力求语言通俗，图文并茂，实用性与可操作性兼顾，适合基层妇科中医师、患者及其家属阅读参考。

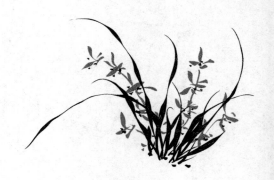

目 录

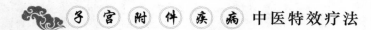

第 1 章

子宫肌瘤

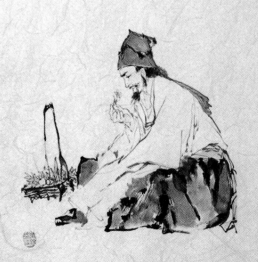

李某，女，33岁，已婚，2010年8月26日初诊。因月经不调3年就诊，以往月经规则，量中，无痛经，近3年出现周期提前近10天，时有一月经行两次，经行腹痛拒按，经色紫黯夹块，伴白带量多。查体：形体肥胖，面色晦暗，舌边有紫色瘀点，脉濡而涩滞。B超检查子宫后倾位，大小约82mm×55mm×62mm，子宫内膜厚5mm，前壁可见20mm×14mm结节，边界清楚，内呈低回声；双附件区未见占位性病变，提示为子宫肌瘤。

[诊断] 子宫肌瘤。

[辨证] 气滞血瘀、痰湿壅滞。

[治法] 活血化瘀，理气溶脂，佐以疏肝止带。

[方药] 当归10g，川芎10g，川贝母10g，川续断12g，车前草30g，赤芍20g，三棱6g，莪术6g，皂刺6g，枳壳12g，路路通20g，香附12g，海浮石15g，生牡蛎30g，红糖20g（溶入药汁）。10剂，每日1剂。上方加半夏12g继服10剂。经行腹痛大减，白带减少但色黄，上方加金钱草20g，川楝子9g，10剂。服药后带下止，月经周期基本正常，经行无腹痛。

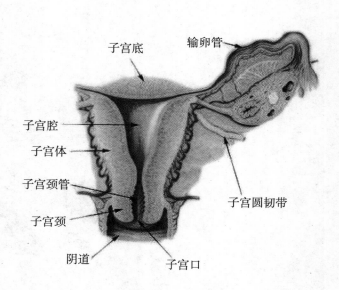

子宫底　输卵管

子宫腔

子宫体

子宫颈管

子宫颈

子宫圆韧带

阴道　子宫口

第一节　诊断与鉴别诊断

一、概述

子宫肌瘤是女性生殖器最常见的良性肿瘤，由平滑肌及结缔组织组成。常见于30—50岁女性，20岁以下少见。据尸检统计，30岁以上妇女约20%有子宫肌瘤。因肌瘤多无或很少有症状，临床报道发病率远低于肌瘤真实发病率。肌瘤可以生长在子宫任何部位，按肌瘤生长部位分为宫体肌瘤（90%）和宫颈肌瘤（10%）。根据肌瘤与子宫肌壁的关系分肌壁间肌瘤（占60%～70%）、浆膜下肌瘤（约占20%）、黏膜下肌瘤（占10%～15%）。子宫肌瘤常为多个，各种类型的肌瘤可发生在同一个子宫，称为多发性子宫肌瘤。绝经后肌瘤可逐渐萎缩，如若长大，一般表示有变性，或应警惕肉瘤变性的可能，恶变率约0.5%。

子宫肌瘤属于中医学"癥瘕"范畴。

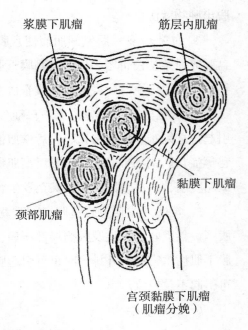

二、诊断

（一）病史

可有月经失调病史，痛经史，不孕及流产史，或有家族史。

（二）临床表现

多无明显症状，仅在体检时偶然发现。临床表现与肌瘤部位、有无变性相关，而与肌瘤大小、数目关系不大。

1. 经量增多及经期延长　是子宫肌瘤最常见的症状。多见于大的肌壁间肌瘤及黏膜下肌瘤，肌瘤使宫腔增大，子宫内膜面积增加并影响子宫收缩，此外肌

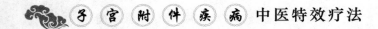

瘤可能使肿瘤附近的静脉受挤压，导致子宫内膜静脉丛充血与扩张，从而引起经量增多、经期延长。黏膜下肌瘤伴有坏死感染时，可有不规则阴道流血或血样脓性排液。长期经量增多可继发贫血，出现乏力、心悸等症状。

2. 下腹包块　肌瘤较小时在腹部摸不到肿块，当肌瘤逐渐增大使子宫超过3个月妊娠大时可从腹部触及。巨大的黏膜下肌瘤可脱出于阴道外，患者可因外阴脱出肿物就医。

3. 白带增多　肌壁间肌瘤使宫腔面积增大，内膜腺体分泌物增多，并伴有盆腔充血致使白带增多；子宫黏膜下肌瘤一旦感染，可有大量脓样白带。若有溃烂、坏死、出血时，可有血性或脓血性、有恶臭的阴道溢液。

4. 压迫症状　子宫前壁下段肌瘤可压迫膀胱引起尿频、尿急；宫颈肌瘤可引起排尿困难、尿潴留；子宫后壁肌瘤（峡部或后壁）可引起下腹坠胀不适、便秘等症状。阔韧带肌瘤或宫颈巨型肌瘤向侧方发展，嵌入盆腔内压迫输尿管使上尿路受阻，形成输尿管扩张甚至发生肾盂积水。

5. 其他　包括下腹坠胀、腰酸背痛，经期加重。肌瘤红色样变时有急性下腹痛，伴呕吐、发热及肿瘤局部压痛；浆膜下肌瘤蒂扭转可有急性腹痛；子宫黏膜下肌瘤由宫腔向外排出时也可引起腹痛。黏膜下和引起宫腔变形的肌壁间肌瘤可引起不孕或流产。

（三）检查

1. 腹部检查　肌瘤较在超出盆腔时，在腹部检查可扪及肿块，或腹壁薄者可清楚摸出肿瘤的轮廓，质硬，表面不规则。

2. 妇科检查　子宫增大，表面不规则单个或多个结节状突起。浆膜下肌瘤可扪及单个实质性球状肿块与子宫有蒂相连。黏膜下肌瘤位于宫腔内者子宫均匀增大，脱出于宫颈外口者，窥器检查即可看到宫颈口处有肿物，粉红色，表面光滑，宫颈四周边缘清楚。若伴感染时可有坏死、出血及脓性分泌物。

3. 辅助检查

（1）血常规检查：子宫肌瘤出现月经异常者，可出现不同程度贫血。

（2）B型超声检查：为目前最常用的辅助诊断方法。可显示子宫增大，形状是否规则，肌瘤的数目、部位，肌瘤内是否均匀或液化、囊变等，以及周围有无脏器受压等表现。彩色多普勒还可测肌瘤周围的血流信号，是鉴别肌瘤是否变性或恶变的重要依据。

（3）磁共振（MRI）检查：能准确地将肌瘤的大小、位置及其与周围的关系显示清楚，并能对病灶内部发生的病理改变作出一定的判断，对指导临床制定治疗方案，随访观察肌瘤的变化具有重要的价值。

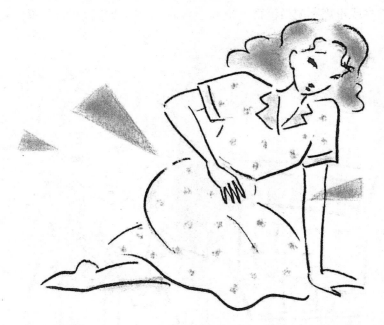

（4）宫腔镜检查：可在直视下观察宫腔形态，有助于对黏膜下肌瘤的诊断。

（5）腹腔镜检查：在直视下观察子宫大小、形态及肌瘤生长部位与形态，与卵巢肿瘤或其他盆腔肿块进行鉴别。

三、鉴别诊断

1. 妊娠子宫　肌瘤囊性变时质地较软应注意与妊娠子宫相鉴别。妊娠者有停经史、早孕反应，子宫随停经月份增大变软，借助尿或血hCG测定、B型超声可确诊。

2. 卵巢肿瘤　卵巢肿瘤多无月经改变，肿块呈囊性位于子宫一侧。注意实质性卵巢肿瘤与带蒂浆膜下肌瘤鉴别，肌瘤囊性变与卵巢囊肿鉴别。注意肿块与子宫的关系，可借助B型超声协助诊断，必要时腹腔镜检查可明确诊断。

3. 子宫腺肌病　子宫肌瘤与子宫腺肌病均可有子宫增大、月经增多等。局限型子宫腺肌病类似子宫肌壁间肌瘤，质硬。但子宫腺肌病有继发性痛经明显，子宫多呈均匀增大，很少超过3个月妊娠子宫大小。B型超声检查有助于诊断。但有时两者可以并存。

4. **子宫畸形**　宫角部肌瘤应与双角子宫或残角子宫相鉴别，子宫畸形一般无月经量增多或不规则阴道流血病史，子宫输卵管碘油造影和腹腔镜检查有助于明确诊断。

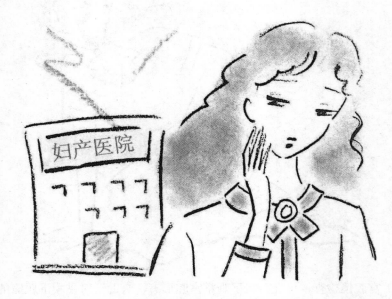

5. **子宫肥大症**　子宫增大，月经量过多容易误诊为子宫肌瘤，但子宫肥大很少超过2个月妊娠子宫大小，B超显像子宫增大，光点均匀，形态规则。

6. **子宫恶性肿瘤**

（1）子宫肉瘤：好发于老年女性，生长迅速，多有腹痛、腹部包块及不规则阴道流血，B型超声及磁共振检查有助于鉴别。

（2）子宫内膜癌：以绝经后阴道流血为主要症状，好发于老年女性，子宫呈均匀增大或正常，质软。应注意围绝经期妇女肌瘤可合并子宫内膜癌。诊刮或宫腔镜有助于鉴别。

（3）子宫颈癌：有不规则阴道流血及白带增多或不正常排液等症状，外生型较易鉴别，内生型宫颈癌应与宫颈黏膜下肌瘤鉴别。可借助于B型超声、宫颈脱落细胞学检查、宫颈活检、宫颈管搔刮及分段诊刮等鉴别。

7. 其他 卵巢子宫内膜异位囊肿、盆腔炎性包块等，可根据病史、体征及B型超声检查鉴别。

第二节 病因病理与治疗原则

一、病因病理

（一）中医病因病机

中医学认为，经期、产时、产后，血室正开，胞脉空虚，风寒湿邪乘虚侵入胞宫脉络；或因房事不节，损伤胞脉，瘀阻胞宫；或因脾气虚弱，气虚瘀阻，或郁怒伤肝，肝郁气滞，气滞血瘀，瘀血积聚胞宫，日久而成癥瘕。《妇人大全良方》云："妇人经期产后，余血未净，乘风取凉，血为风冷所乘成瘀血，日久不消，则变成积聚癥瘕。"明代张介宾《景岳全书·妇人规》总结前人所述，概括了本病的病机："或由经期或由产后，或内伤生冷，或外感风寒，或恚怒伤肝，气逆而血留，或忧思伤脾，气虚而血滞，或积劳积弱，气弱而不行，总有血动之时，余血未净，而一有所逆，则留滞日积，而渐以成癥。"

（二）西医病因病理

西医学认为，子宫肌瘤的确切病因尚未明了。因肌瘤好发于生育年龄，青春期前少见，绝经后萎缩或消退，提示其发生可能与女性性激素相关。生物化学检测证实肌瘤中雌二醇的雌酮转化明显低于正常肌组织；肌瘤中雌激素受体浓度明显高于周边肌组织，故认为肌瘤组织局部对雌激素的高敏感性是肌瘤发生的重要因素之一。此外，研究还证实孕激素有促进肌瘤有丝分裂、刺激肌瘤生长的作用。细胞遗传学研究显示25%～50%子宫肌瘤存在细胞遗传学的异常，包括12号和14号染色体长臂片段相互换位、12号染色体长臂重排、7号染色体长臂部分缺失等。分子生物学研究提示子宫肌瘤是由单克隆平滑肌细胞增殖而成，多发性子宫肌瘤是由不同克隆细胞形成。

二、治疗原则

1. 中医学治疗原则 中医学认为本病主要是病机为瘀血凝聚胞宫，积久而成癥瘕。其病因由寒湿侵袭，凝滞气血；房事不节或产伤，瘀血留阻胞宫；忧思恚怒，气滞血瘀。主要证候为经行量多如崩，夹有瘀块，或淋漓不止，经久不愈，或崩漏交作，以致气虚血失。腹有癥瘕，带下增多，或小腹胀痛刺痛等。根据《内经》"坚而软之，留而攻之"的原则，活血化瘀、软坚散结为治疗大法。而且要辨证与辨病相结合，月经中期、后期以活血化瘀、软坚散结为主。月经期则视经量、经色、经质，并结合其他症状辨证施治，经量多宜用益气止血、祛瘀止血、清热止血等法，经行不爽宜活血祛瘀，因势利导。

2. 西医学治疗原则　治疗应根据患者的症状、年龄和生育要求，以及肌瘤的类型、大小、数目全面考虑。

（1）观察等待：无症状肌瘤一般无须治疗，特别是近绝经期妇女，绝经后肌瘤多可萎缩和症状消失。每3～6个月随访一次，若出现症状可考虑进一步治疗。

（2）药物治疗：适用于症状轻、近绝经年龄或全身状况不宜手术者。

（3）手术治疗：月经过多致继发贫血，药物治疗无效；严重腹痛、性交痛或慢性腹痛、有蒂肌瘤扭转引起的急性腹痛；体积大或引起膀胱、直肠等压迫症状；能确定肌瘤是不孕后反复流产的唯一原因者；疑有肉瘤变者可行手术治疗。手术可经腹、经阴道或经宫腔镜及腹腔镜进行。可行肌瘤切除术、次全子宫切除术和全子宫切除术。

第三节　治疗方法

一、内治法

（一）经典古方

1. 气滞血瘀证

［临床证候］下腹部结块，触之有形，按之痛或不痛，小腹胀满，月经先后不定期，经血量多有块，经行难净，经色暗；精神抑郁，胸闷不舒，面色晦黯，肌肤甲错；舌质紫黯，或有瘀斑，脉沉弦涩。

［治法］行气活血，破瘀消癥。

［方药］大黄䗪虫丸。

［组成］熟大黄、土鳖虫、水蛭、桃仁、黄芩、生地黄、白芍、甘草。

［加减］若经行量多，或经漏淋沥不止，加炒蒲黄、五灵脂、血余炭；月经后期量少，加川牛膝、泽兰、川芎；经行腹痛加延胡索。

2. 痰湿瘀结证

［临床证候］下腹结块，触之不坚，固定难移，经行量多，淋沥难净，经间带下增多；胸脘痞闷，腰腹疼痛；舌体胖大，紫黯，有瘀斑、瘀点，苔白厚腻，脉弦滑或沉涩。

［治法］化痰理气，活血化瘀消癥。

［方药］苍附导痰丸。

［组成］茯苓、陈皮、半夏、苍术、香附、天南星、枳壳、生姜、神曲、甘草。

［加减］若脾胃虚弱，正气不足，加党参、白术、黄芪；胸脘痞闷、食少加鸡内金、神曲；腰痛加寄生、续断；腹坠痛加槟榔；顽痰胶结，日久不去，加瓦楞子、昆布、急性子。

3. 湿热瘀阻证

［临床证候］下腹部肿块，热痛起伏，触之剧痛，痛连腰骶，经行量多，经期延长，带下量多，色黄如脓，或赤白兼杂；兼见身热口渴，心烦不宁，大便秘结，小便黄赤；舌黯红，有瘀斑，苔黄，脉弦滑数。

［治法］清热利湿，化瘀消癥。

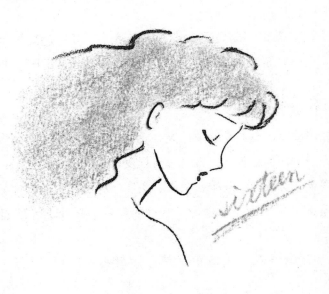

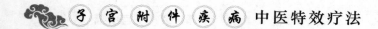

［方药］大黄牡丹汤。

［组成］大黄、牡丹皮、桃仁、冬瓜仁、芒硝。

［加减］下腹疼痛较重，加制乳香、没药；带下量多，加贯众、土茯苓；发热不退，加蒲公英、紫花地丁、马齿苋。

4. 肾虚血瘀证

［临床证候］下腹部结块，触痛；月经量多或量少，经行腹痛较剧，经色紫黯有块，婚久不孕或曾反复流产；腰膝酸软，头晕耳鸣；舌黯，脉弦细。

［治法］补肾活血，化瘀消癥。

［方药］归肾丸合桂枝茯苓丸。

［组成］熟地黄、山药、枸杞子、山茱萸、茯苓、当归、杜仲、菟丝子、桂枝、赤芍、牡丹皮、桃仁。

［加减］经量多者，经期宜去桂枝、当归、赤芍，加蒲黄、田七。

（二）名家名方

1. 刘奉五诊治经验（已故北京中医医院妇科专家，名老中医）　刘老治疗本病立足于整体，从清热燥湿、养血和血、调理冲任入手，以芩连四物汤为主，随证加减。通过脏腑功能的改善，局部肿物控制发展或逐渐缩小，提高了疗效。

［组成］黄芩90g，马尾莲90g（或黄连末3g），生地黄9～15g，白芍9～15g，当归9g，川芎4.5g。

［功效］清热燥湿，凉血固冲。本方以黄芩、马尾莲清热燥湿，生地黄、白芍、当归、川芎养血活血，调理冲任，通过脏腑功能的调整，促使整体功能的改善。

［加减］阴虚明显者加玄参、麦冬、墨旱莲；寒湿明显者加柴胡、荆芥穗；肾虚明显者加川续断、菟丝子、熟地黄、石莲；血热较重、出血多（或不规则）者，去当归、川芎，加地骨皮、青蒿、椿根皮、乌贼骨、生牡蛎；出血不止者加侧柏炭、棕榈炭、贯众炭、阿胶；头晕、头痛，肝火旺明显者，加桑叶、菊花、女贞子、墨旱莲、生龙齿、珍珠母；脾虚明显者加川楝子、延胡索、五灵脂、香附。

2. 朱南孙诊治经验（上海中医药大学附属岳阳中西医结合医院主任医

师、教授，江南妇科名家朱小南之长女、朱氏妇科传人）

朱氏认为子宫肌瘤属有形之实邪，是以胞中结块为主要体征，"实则攻之""结者散之"为本病治疗之大法。朱师认为依其发病年龄可分为虚实两端，青壮年气血尚盛，肾气未衰，症结胞中，正邪相搏，实证实体，宜攻

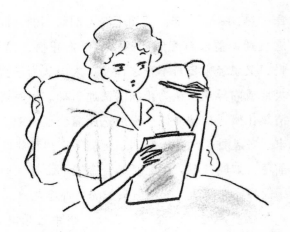

为主，治以活血化瘀，消癥散结，常用生蒲黄、石见穿、皂角刺、棱莪术、赤芍、丹参、铁刺苓、刘寄奴、王不留行子、青皮、山楂、蚤休等；更年期前后，癥结胞中，肝火偏旺，肾水已亏，遵"五旬经水未断者，应断其经水，症结自缩"的原则，宜攻补兼施，治以清肝益肾，软坚消瘤，常用生牡蛎、夏枯草、紫草、水线草（或白花蛇舌草）、墨旱莲、女贞子、石见穿、生山楂等，随证加减。前五味配伍，平肝清热，消瘤防癌，是更年期合并子宫肌瘤，促其绝经、减少经量、缩短经期之良药，其中紫草，研究证实有明显的拮抗雌激素作用，久用可消瘤防癌，避孕绝经。

朱氏对子宫肌瘤伴发出血和腹痛症状者，用药体现审因论治，依证择药，讲究药物配伍，尤其喜欢用对药。认为止血宜清养通涩，子宫肌瘤出血以经期延长、量多为特点，朱氏认为临床辨证以热、虚、瘀为主，施治以清热、调补（肝、脾、肾）、化瘀，以固涩冲任。经行先期、量多，心烦易怒，乳胀拒按，舌红脉弦，属肝旺血热，宜清热凉血摄冲，用地榆、侧柏叶、椿根皮、大小蓟、生地黄、炒牡丹皮、茜草，上证兼腰膝酸软，神衰乏力，经量或多或少，淋漓不净者，属肾虚肝旺、冲任不固，用地榆、椿根皮、侧柏叶、女贞子、墨旱莲、紫草、炒川续断、桑海螵蛸、黄连须、炒淮山药等。神疲嗜卧，气短自汗，面色㿠白，舌淡嫩，边有齿印，脉细软，属脾肾气虚，冲任不摄者，多选人参、黄芪、炒淮山、山茱萸、覆盆子、金樱子、炒川续断、炒狗脊、桑海螵蛸、黄连须等。诸证兼安，配焦楂炭、益母草、仙鹤草、蒲黄炭、炒五灵脂、血竭粉、三七粉、熟大黄炭、炮姜炭。其中熟大黄炭配炮姜炭，一

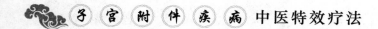

寒一热，一走一守，涩而不滞，动而不烈，通涩并举，是瘀血内阻，崩中漏下之良药。益母草配伍仙鹤草，活血止血，动静结合，是经期临近，或经行不畅，又恐经来妄行不止之佳品。朱氏认为子宫肌瘤多无疼痛，若兼疼痛多合并炎症或内异症，认为止痛需清通疏理。中医辨证属热瘀交阻，冲任气滞，治宜清热化瘀，疏理冲任。一般选用蒲公英、地丁、红藤、败酱草、刘寄奴、血竭末、炙乳香、没药、柴胡、延胡等；热移膀胱，小便淋涩疼痛，配金钱草、车前草，如属肾虚，则桑螵蛸合金钱草，补涩通利，标本兼顾。子宫肌瘤压迫直肠伴腹痛、便溏，配用白头翁汤、香连丸。

3. 罗元恺诊治经验（已故广州中医学院妇产科教研室主任，中医妇科学家，名老中医）　罗氏认为本病的机制每呈虚实夹杂，治法上既要行气化瘀，以消肿块，或祛痰燥湿散结等攻法以治其标；也要益气养血，健脾化湿等补法以固其本。总宜攻补齐施，适当运用。但应先攻后补还是先补后攻，或峻攻少补还是重补缓攻，抑或攻补齐施，则需根据患者的体质及虚实的孰轻孰重，由医者临症时权衡决定。他根据临床经验，将子宫肌瘤分两个证型论治。

（1）气滞血瘀证：本型以邪气盛实为主。在出血期间，治宜化瘀止血，佐以酸收软坚；非月经期则治以化瘀消癥为主，佐以益气养血。对于子宫肌瘤之月经过多或经期延长者用自拟化瘀止血软坚汤，药用益母草、岗稔根、桃仁、海藻、川续断、乌梅、荆芥炭、生牡蛎、珍珠母、制首乌、橘核。非行经期，用自拟化瘀消癥汤。药用桃仁、橘核、乌药、海藻、三棱、莪术、生牡蛎、珍珠母、党参、桑寄生、制首乌、山楂子。

（2）痰湿结聚证：本证型多由素体脾虚气弱，不能正常运化水湿，湿聚成痰，痰湿结聚胞宫，与血相搏，形成肿块。治宜健脾益气，温化痰湿为主，佐以软坚。用自拟燥湿化痰散结汤。药用苍术、白术、橘核、乌药、桃仁、法半夏、陈皮、茯苓、黄芪、生牡蛎、珍珠母。

本病为慢性器质性病变，如采用药物非手术疗法，一般以3个月为1个疗程，观察2～3个疗程才可收到一定疗效。如以控制经量为主则收效较捷。罗老为方便患者，曾拟制橘荔散结丸用于门诊。

［组成］橘核、荔枝核、川续断、小茴香、川楝子、乌药、海藻、岗稔根、莪术、制首乌、党参、生牡蛎、风栗壳、益母草各适量。

上药共研细末，研蜜为丸如梧桐子大，备用，每日服3次，每次6g，于半饥半饱时以开水送服。若体质偏热或兼热象者，以温开水送服。停经3天后开始服用，至经前3～5天停药，3个月为1个疗程。本方由《济生方》之橘核丸和《景岳全书》之荔枝散加减化裁而成。方中橘核、荔核、小茴香、川楝子、乌药、风栗壳理气散结，止痛消癥；莪术行气破血，攻逐积滞；海藻、生牡蛎软坚散结；党参补气益血健脾；川续断补肾舒筋；制首乌、岗稔根补血止血；益母草活血调经，行血散瘀，能明显增强子宫肌肉的收缩力和紧张性。总观全方，能攻能守，寓补于攻，寄消于散，起到行气散结、软坚敛涩、益气活血之效。

4. 刘云鹏诊治经验（荆州市中医医院妇科主任医师，名老中医，享受国务院特殊津贴专家） 刘老认识到中药对子宫肌瘤较小者疗效较好。因初期患者正气尚强，宜用攻破；久病者正气已弱，邪气日深，应攻补兼施。再者，此病非一日所成，宜采用缓泻之法，汤丸合用，缓以图之，1个月为1个疗程。自拟子宫肌瘤非经期方、经期方，利用月经周期用药来治疗子宫肌瘤。

（1）非经期治疗以活血化瘀，消癥为主。

［组成］当归9g，川芎9g，地黄9g，白芍9g，桃仁9g，红花9g，昆布15g，海藻15g，三棱9g，莪术9g，土鳖虫9g，丹参15g，刘寄奴15g，鳖甲15g，青皮9g，荔枝核9g，橘核9g。

方中桃红四物汤养血活血；三棱、莪术破血消积；昆布海藻软坚散结；土鳖虫、刘寄奴破血逐瘀；鳖甲散结消癥；丹参养血活血；青皮、荔枝核、橘核理气散结，行气则瘀血消散。全方祛瘀之中寓养血之意，持续服用或为丸缓图，常能收效。

［加减］少腹胀或选加木香9g，香附12g；腰胀痛者，可加乌药9g，川牛膝9g以理气活血止痛；脉弦，头昏眩者，可加夏枯草15g，石决明18g以清热平肝；失血过多，心慌，气短者，可加党参15g，黄芪18g以益气生血。

（2）经期方活血养血，调经消癥。

［组成］当归9g，地黄9g，白芍9g，茜草9g，丹参15g，阿胶（烊化）12g，刘寄奴9g，益母草12g，蒲黄炭9g，紫草根15g，川芎9g。

子宫肌瘤在经期往往出血量大，其治疗应以养血活血止血为法，本方当归、川芎、地黄、白芍养血活血，阿胶养血止血，丹参、茜草、刘寄奴、益母草、蒲

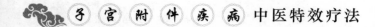

黄炭活血止血，全方养血之中兼有活血之味，调经之时顾及消癥散结，适用于子宫肌瘤的经期治疗。

[加减] 经来量多如注者，可选用赤石脂30g，棕榈炭9g，乌贼骨9g，煅牡蛎30g等，以止血固冲；若偏热者，可加炒贯众9g，地榆炭9g清热止血；偏寒者，可加炮姜炭6g，艾叶炭9g。以固涩冲任，引血归经；心慌、气短者，可加党参12g，黄芪15g，益气摄血；气虚下陷，小腹坠胀者，可服补中益气汤加味。以益气升阳摄血；腰痛者，可加续断9g，杜仲9g补肾止痛；小腹胀，可加香附12g，枳壳9g，或加橘核9g，荔枝核9g等，以理气消胀。

5. 王渭川诊治经验（已故成都中医学院附属医院中医妇科主任医师，名老中医） 王老治子宫肌瘤以化瘀为主，方用通窍活血汤合血府逐瘀汤加减。临床经验活血化瘀常选用虫类药：土鳖虫9g，水蛭9g，地龙15g，蜈蚣2条，乌梢蛇9g。其余配补气益血：选用党参24g，鸡血藤18g，生黄芪60g，桑寄生15g，菟丝子15g，鹿角胶15g。消炎清湿：选用红藤24g，蒲公英24g，败酱草24g，桔梗9g，琥珀末（冲服或布包煎）6g。行气：选用槟榔6g，厚朴6g，台乌9g。止血：选用仙鹤草60g，夏枯草60g，大小蓟各12g，茜草根9g。调脾胃：选用鸡内金9g，九香虫9g，山楂9g，神曲9g。

6. 蔡小荪诊治经验（上海市第一人民医院中医妇科主任医师，上海蔡氏女科第七代传人） 蔡氏认为，子宫肌瘤的成因，不外六淫之邪乘经产之虚而侵袭胞宫、胞络，有因多产房劳、产后积血、七情所伤等，引起脏腑功能失调、气血不和，冲任损伤，以致气滞血瘀，血结胞宫，积久而成。用消坚汤治疗子宫肌瘤。

[组成] 桂枝5g，赤芍10g，牡丹皮10g，茯苓12g，桃仁泥10g，三棱10g，莪术10g，鬼箭羽20g，水蛭5g，夏枯草12g，海藻10g。停经后口服，3个月为1个疗程。

本方以桂枝茯苓丸为主。桂枝辛散温通；牡丹皮、赤芍破瘀结，行血中瘀滞；茯苓渗湿下行；三棱、莪术逐瘀，通经消积；鬼箭羽既有破癥散结之功，又有疗崩止血之效；水蛭破血消癥，《神农本草经》曰其"逐恶血，瘀血，月闭，破血癥积聚，利水道"。全方具有消瘀散结的功效。

[加减] 早期患者体质较盛宜攻为主；后期因长期出血导致气血两亏，则可

加扶正化瘀药物，如党参、黄芩、黄精等，不宜急于求成。更年期前后患有子宫肌瘤应断其经水，促使肌瘤自消，每选用苦参、寒水石、夏枯草，以平肝清热，消瘤防癌。

7. 夏桂成诊治经验（江苏省中医院妇科主任医师、教授，享受国务院特殊津贴专家）　夏氏认为本病的形成多与正虚有关，特别是肾阴阳的失调与此有着重要的关系。《中藏经》曰："积聚癥瘕，皆五脏、六腑真气失而邪气并，遂乃生焉。"因而脏腑失调，乃是最为主要的因素。他根据临床观察，认为本证的发生实际上与长期的月经失调有关。凡阴长阳短，阴血过盛，刺激子宫肌肉组织增生，日积月累，自然形成肌瘤性的癥瘕。阴血积聚，心情不畅，生活失调，阴阳不和，必将加剧瘀阻气滞，邪气愈盛则正气愈伤，肾阴阳更失调，故子宫肌瘤后期，正虚邪实更为明显，形成虚实错杂的顽固病症。但由于本病形成后，常伴有出血性病症，故正虚中呈现出肝肾不足或气血虚两种现象。故他在辨证论治时，将子宫肌瘤分为主症型——血瘀成癥型，兼证型——气血虚弱、肝肾不足者。

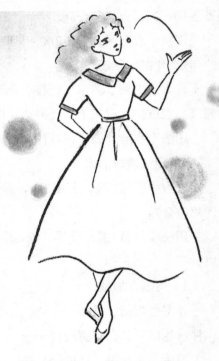

经验方加味消癥散。

［组成］炒当归、赤白芍、石见穿、五灵脂各10g，蒲黄（包）6g，制香附9g，花蕊石（先煎）15g，血竭末、琥珀末各4g（吞服），黄芪10g，党参15g，水煎服，每日一剂。

他认为子宫肌瘤的形成与整体功能失调有关，因此"养正则积自除"也应考虑到，从调补肝肾脾胃入手，兼用消癥化瘀，或消癥化瘀兼以调补肝肾脾胃比较稳妥，临床疗效以肌壁间肌瘤稍好，黏膜下肌瘤较差。

［加减］经行便溏者，上方去当归加炒白术10g，六曲10g；心烦失眠者，加

炙远志6g，紫贝齿（先煎）10g，太子参10g；经净后，上方去蒲黄、花蕊石、琥珀末，加三棱10g，莪术10g，土鳖虫9g。

（三）秘、验、单、偏方

1. 单方验方

（1）化瘤方

［处方］黄芪、生牡蛎、薏苡仁、刘寄奴、桂枝、赤芍药、牡丹皮、桃仁、茯苓各10～20g，水蛭3～6g。

［用法］水煎服，每日2次，早晚分服，连续服用3个月。

（2）化瘀消结汤

［处方］三棱、莪术、桂枝、茯苓、苦参、杏仁、煅龙骨、煅牡蛎、红藤、败酱草、薏苡仁、白芥子、金银花、连翘、制乳香、制没药各10～20g。

［用法］水煎分服，每日1剂。

（3）理气活血消癥方

［处方］三棱20g，莪术20g，陈皮6g，当归9g，丹参9g，昆布9g，荔枝核9g，鸡内金9g。

［用法］每日1剂，分早、晚2次口服，1个月为1个疗程，连服3个月，经期停服。

（4）消瘤方加减

［处方］当归、黄芪、赤芍、丹参、桂枝、茯苓、橘核、贝母、荔枝核、枳壳、甘草各10～20g，九香虫4～6g。

［用法］水煎服，每日1剂，早、晚分服。

（5）棱莪八珍汤加减

［处方］三棱、莪术、当归、赤芍、川芎、熟地黄、党参、白术、茯苓、甘草各10～20g。

［用法］水煎服，每日1剂，早、晚分服。

（6）棱莪桂枝茯苓丸加减

［处方］三棱、莪术、桂枝、茯苓、牡丹皮、桃仁、赤芍各10～20g。

［用法］水煎服，每日1剂。

（7）棱莪少腹逐瘀汤加减

［处方］三棱、莪术、当归、赤芍、川芎、蒲黄、五灵脂、延胡索、小茴香各10～20g，肉桂6g。

［用法］水煎服，每日1剂。

（8）芩柏四物汤加减

［处方］黄芩、黄柏、当归、川芎、赤芍、生地黄各10～20g。

［用法］水煎服，每日1剂，早、晚分服。

2. 内服效验方

（1）加味桂苓汤

［处方］桂枝20g，茯苓15g，牡丹皮15g，桃仁20g，赤芍15g，五灵脂25g，蒲黄15g，鳖甲20g。

［加减］气血虚弱症见神疲乏力、气短懒言者加黄芪50g，当归20g；肝肾不足症见腰膝酸软、潮热盗汗者加菟丝子20g，川续断25g；腹痛明显者加延胡索25g，川楝子15g；带下量多色黄者加红藤25g，败酱草25g。

［用法］每天1剂，水煎2次，早、晚分服，经行期停药，3个月为1个疗程。

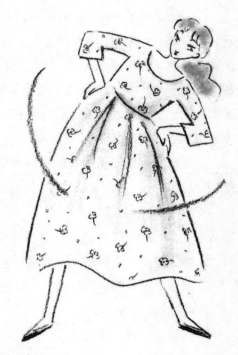

（2）桂枝茯苓丸加减配合桃红四物汤加减

［处方］桂枝茯苓丸加减：桂枝6g，茯苓、桃仁、赤芍、牡丹皮各15～20g，三棱、莪术各10～15g，薏苡仁、败酱草、车前草、穿山甲、川贝、夏枯草、海藻、昆布各10～20g。若腹痛甚者加蒲黄、五灵脂、延胡索；腰痛者加川续断、寄生；大便秘结者加炒草决明、大黄；兼气虚者加黄芪、白术；兼气滞者加香附、柴胡。

（3）桃红四物汤

［加减］当归、川芎、桃仁、红花、益母草、赤芍、三棱、莪术、川牛

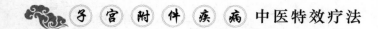

膝、香附、小茴香、乌药、甘草。若痛经甚者经前3天或经前1周给少腹逐瘀汤加减，经期不停。若伴有月经量大或月经淋漓不断者，则以崩漏论之，保证有3天经期，经期第4天开始给以缩宫止血之品，如贯众炭、茜草炭、枳壳、益母草等。待出血将净及既止之后，则以宫血宁胶囊及归脾丸以善后。

［用法］非经期用桂枝茯苓丸加减，经期用桃红四物汤加减，均用水煎服，每日1剂，3个月为1个疗程。

（4）䗪虫四物汤

［处方］䗪虫10g，生地黄5g，白芍15g，当归12g，川芎10g，黄芩10g，黄连10g。临证加减：阴虚者加玄参、麦冬、墨旱莲；肾虚者加续断、菟丝子、熟地黄；血热重、出血多者，去当归、川芎加地骨皮、青蒿、乌贼骨；出血不止者加侧柏炭、棕榈炭、阿胶珠；头晕头痛、肝火旺者加桑叶、菊花、女贞子；脾虚者加太子参、白术、淮山药；湿热下注者加瞿麦、龙胆草、车前子；气滞疼痛者加川楝子、延胡索。

［用法］水煎服，每日1剂，水煎2次，早、晚分服，1个月为1个疗程，共观察3个疗程。

（5）化瘀消癥汤

［处方］桃仁、红花、川芎、赤芍、三棱、莪术各10～15g，佐以茯苓、白术、人参、黄芪、女贞子、海螵蛸等药物。

［用法］水煎服，每日1剂，每日2～3次，连服2～3个月。

（6）活血化滞消瘤汤

［处方］三棱12g，莪术12g，延胡索（打）12g，田七粉（冲）8g，皂刺40g，五灵脂15g，白芷15g，红藤30g，半枝莲20g，败酱草20g，连翘12g，赤芍24g，荔核24g，牡蛎24g。

［加减］月经过多或持续不净者去赤芍、三棱、莪术，加蒲黄、地榆；月经过少或闭经者加王不留行、水蛭；带下黄稠味臭，阴部奇痒者加苦参、蛇床子；带下绵绵，腰膝困重者加淫羊藿、芡实；形体肥胖，舌苔厚腻，痰湿较重者加苍术、茯苓；腹部有剧烈疼痛者加乳香、没药。

［用法］每剂药煎3次，3次药液与田七粉合在一起大约700ml，分3～6次饭后温服，每剂可服2天，20剂为1个疗程。

（7）消癥汤

［处方］桂枝、夏枯草、浙贝母、白芍、鹿角片各20g，生牡蛎、荔枝核各30g，鳖甲、炙甘草各10g，蜈蚣2条。小腹胀痛，心烦易怒，经前乳胀，上方去桂枝、荔枝核，加柴胡、青皮、栀子、合欢、石菖蒲；块多，加三七粉；带下多、色黄，加半夏、苍术、黄柏；量少或经闭不行，加当归、香附、赤芍、桃仁、红花；下腹肿块，痛连腰骶拒按，上方去荔核，加红藤、败酱草；经行量多或久漏不止，加茜草、海螵蛸、小蓟、藕节；便干，加草决明；经行小腹冷痛、畏寒，加炮姜、乌药、小茴香、三棱、莪术；大便溏薄，加炒薏苡仁。

［用法］水煎服，每日1剂，3个月为1个疗程。

（8）通络消瘤汤

［处方］红藤、路路通各15～30g，土鳖虫、香附、青皮、三棱、乌药各9～15g，蜈蚣2条，穿山甲6～9g，生黄芪30～50g水煎服，脾虚明显者加炒白术、山药，舌边有瘀斑者加桃仁、红花，阴虚火旺者加炒黄柏、玄参。

［用法］每日1剂，早、晚各煎服1次，每次服300ml左右，饭后30分钟服，3个月为1个疗程。

3. 秘方、偏方

（1）宫瘤消胶囊

［处方］三棱、莪术、土鳖虫各8～10g，党参、白术、牡蛎、仙鹤草、香附、白花蛇舌草、牡丹皮、吴茱萸各10～20g，制成的宫瘤消胶囊，内容物为灰棕色的颗粒及粉末，气香、味苦。

［用法］一次3～4粒，每日3次，1个月经周期为1个疗程，连续服用3个疗程。

（2）橘荔散结丸

［处方］橘核、荔枝核、川续断、小茴香、乌药、川楝子、海藻、莪术、首乌、岗稔根、党参、生牡蛎、罂粟壳、益母草各10～20g。

［用法］上药共研细末泛丸，每次6g，1日3次。

（3）妇宝丹

［处方］三棱、莪术各15g，当归、丹参、青皮、陈皮、枳壳、乌药、延胡索、半夏、海藻、昆布、贝母、甘草、大枣各10g。研成粉末，炼蜜为丸，每丸含生药8g。

［用法］每次1丸，日2次口服，停经后服20天。3个月为1个疗程。

（4）子胞康胶囊

［处方］子胞康胶囊Ⅰ号：三棱、莪术、水蛭、鸡内金、黄芪、淮山药、白术、杜仲、川牛膝。子胞康胶囊Ⅱ号：柴胡、白芍、茯苓、白术、当归、牡丹皮、栀子。

［用法］行经前7天服用子胞康胶囊Ⅰ号，每次6粒，每日3次，连服7日，行经期停药。月经干净后即用子胞康胶囊Ⅱ号口服，每次6粒，每日3次，连服7日后停药。到下次月经期前7天，再如上法用药，6个月经周期为1个疗程。

（5）黄芪消丸

［处方］生黄芪、三棱、莪术、赤芍、香附、益母草、生牡蛎、延胡索、山楂、夏枯草、黄药子、蒲黄、半枝莲。

［用法］上药各一份，制成丸药，每次10g，1日2次。

（6）三甲二虫丸

［处方］鳖甲、龟甲、牡蛎各15～30g，水蛭、䗪虫、桂枝各3～6g，茯苓、牡丹皮、赤芍、桃仁、黄柏、知母各10～20g。

［用法］水煎服，每日1剂，早、晚分服。

（四）中成药

1. 橘荔散结片，每次4～6片，每日3次。

2. 宫瘤清胶囊，每次3粒，每日2次。

3. 桂枝茯苓胶囊，每次6粒，每日2次。

（五）西药治疗

药物治疗适用于症状轻、近绝经年龄或全身情况不宜手术者。

1. 促性腺激素释放激素类似物（GnRH-a）　采用大剂量连续或长期非脉冲式给药，可抑制激素分泌，降低雌激素至绝经后水平，以缓解症状并抑制肌瘤生长使其萎缩。但

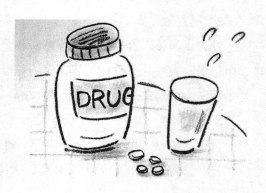

停药后又逐渐增大到原来大小。用药6个月以上可产生绝经综合征、骨质疏松等不良反应，故长期用药受限制。应用指征：①缩小肌瘤以利于妊娠；②术前治疗控制症状、纠正贫血；③术前应用缩小肌瘤，降低手术难度，或使经阴道或腹腔镜手术成为可能；④对近绝经妇女，提前过渡到自然绝经，避免手术。一般应用长效制剂。每月皮下注射1次。常用药物有亮丙瑞林每次3.75mg，或戈舍瑞林每次3.6mg。

2. 其他药物 米非司酮，每日12.5mg口服，可作为术前用药或提前绝经使用。但不宜长期使用，因其拮抗孕激素后，子宫内膜长期受雌激素刺激，增加子宫内膜增生的风险。

二、外治法

（一）理疗

激光照射法

［取穴］后壁肌瘤取八髎穴；前壁肌瘤取中极、关元、子宫、曲骨。

［操作］在服药1～3个小时，根据病变部位选穴。用CO_2激光仪照射，输出功率16W，波长10.6μm，光斑直径50mm，照射距离1.2m，以局部有舒适的温热感为宜，照射15～20分钟，每日1次，月经干净后6天起照，1个月经周期为1个疗程。每疗程间隔7日。

（二）推拿按摩

1. 排卵期、黄体期治疗

［取穴］关元、子宫穴、足三里、三阴交。肝郁血瘀型加蠡沟；气虚血瘀型加阴陵泉。

［操作］取0.35mm×40～50mm毫针，先针腹部穴位，进针得气后留针20分钟，其间温针灸2壮；下肢穴位进针得气后留针20分钟。

2. 经期、卵泡期治疗

［取穴］关元、八髎。

［操作］摩小腹8～10分钟，揉关元8～10分钟，擦八髎以热为度。肝郁血瘀型:加按揉蠡沟、太冲各2～3分钟；气虚血瘀型:加揉气海、血海各2～3分钟。

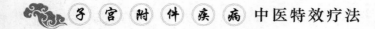

合并症治疗：合并子宫内膜异位症，加擦腰骶部以热为度，再行后拔伸法合并乳腺小叶增生者，加"鸡爪"刺乳根穴；合并黄褐斑者加围刺局部。以上治疗均每周2次，10次为1个疗程。

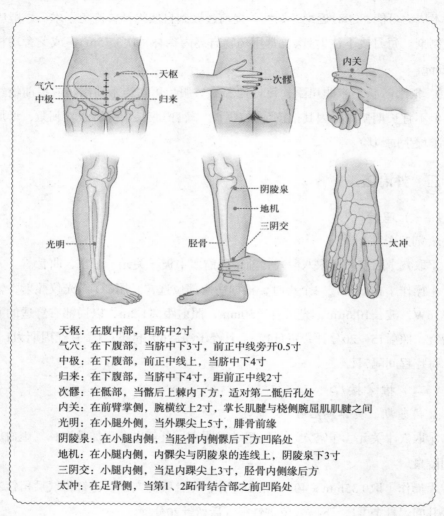

天枢：在腹中部，距脐中2寸
气穴：在下腹部，当脐中下3寸，前正中线旁开0.5寸
中极：在下腹部，前正中线上，当脐中下4寸
归来：在下腹部，当脐中下4寸，距前正中线2寸
次髎：在骶部，当髂后上棘内下方，适对第二骶后孔处
内关：在前臂掌侧，腕横纹上2寸，掌长肌腱与桡侧腕屈肌肌腱之间
光明：在小腿外侧，当外踝尖上5寸，腓骨前缘
阴陵泉：在小腿内侧，当胫骨内侧髁后下方凹陷处
地机：在小腿内侧，内踝尖与阴陵泉的连线上，阴陵泉下3寸
三阴交：小腿内侧，当足内踝尖上3寸，胫骨内侧缘后方
太冲：在足背侧，当第1、2跖骨结合部之前凹陷处

3. 取双侧腹痛穴、过敏穴（腹痛穴位于足三里下1寸、旁开1寸偏于腓侧，过敏穴位于股内侧下1/3） 留针40分钟，每10分钟行针1次，辅助每日腹部按摩，10次为1个疗程，隔天1次。

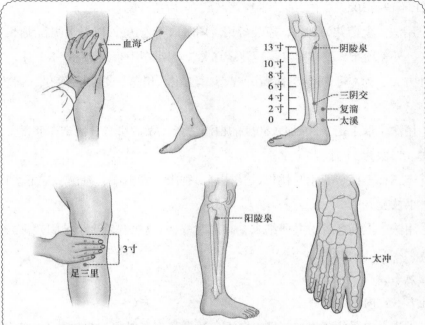

血海：屈膝，在大腿内侧，髌底内侧端上2寸，当股四头肌内侧头的隆起处
阴陵泉：在小腿内侧，当胫骨内侧髁后下方凹陷处
三阴交：小腿内侧，当足内踝尖上3寸，胫骨内侧缘后方
复溜：在小腿内侧，太溪直上2寸，跟腱的前方
太溪：内踝后方，当内踝尖与跟腱之间的中点凹陷处
足三里：小腿外侧，当外膝眼下3寸，距胫骨前缘一横指（中指）处
阳陵泉：在小腿外侧，当腓骨头前下方凹陷处
太冲：在足背侧，当第1、2跖骨结合部之前凹陷处

（三）艾灸

取半夏、天南星各30g，木香、两头尖各18g共研细末，加蜂蜜适量调为膏状，捏成中心凹陷如栗子大之丹座。取硫黄粉30g放铜勺中微火烊化，将雄黄、朱砂各12g加入调匀，趋热倾注在平盆上冷却成片状的丹药。先将丹座置于脐孔及下腹包块痛处之上放平，取瓜子大的丹药片，放在丹座凹陷中点燃，以皮肤有灼热感为度，息火后用油纸和纱布外敷2小时，每日1次。

（四）贴敷

1. 药末贴脐

处方一：炒穿山甲30g，炒桃仁30g，夏枯草30g，海藻30g，莪术30g，三棱

30g，王不留行30g，香附30g，半枝莲25g，马齿苋30g。

〔用法〕上药共为细末，瓶装备用。用时取药末10g，以温水调和成团，涂于神阙穴，外盖纱布，胶布固定，3天换药1次，经期必用药。疗程6～8个月。

处方二：水蛭、丹参、蒲黄、赤芍、红花、川芎、姜黄各等份，研为细末备用。

〔用法〕取上药末20g加入60度的白酒适量，做成饼状，固定于脐部，2天换药一次，15次为1个疗程。

处方三：三棱、莪术、桃仁、夏枯草、香附、穿山甲、海藻、王不留行、马齿苋、半枝莲。

〔用法〕上药各等份共研细末，临用时取10g温水调后涂于神阙穴，3天换一次药。

2. 热敷法

处方一：内服药药渣。

〔用法〕内服药药渣加芒硝、白酒各适量装入布袋内，趁热敷下腹部。

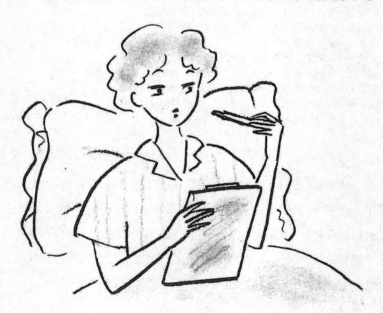

处方二：莪术、赤芍、小茴香、白芷、生艾叶等。

〔用法〕上药各等份装入布袋内，隔水加热蒸20分钟，趁热敷下腹部。

3. 穴位贴敷法

主穴：关元、气海、中极。

［用法］采用三棱、莪术、大黄等中药，将药物研成粉末，加上甘油、PVP等物质调配成膏状，将药膏置于纱块上制成5cm×8cm大小，厚度约2mm的膏贴，外敷每日1次，每次6～8小时，3个月为1个疗程，连续治疗2个疗程。

（五）中药灌肠

1. 消癥汤

［处方］桃仁9g，生地黄12g，赤芍12g，川芎6g，当归12g，三棱9g，莪术9g，枳实12g，香附12g，鳖甲11g，刘寄奴15g。

［用法］上药煎成药液保留灌肠，36℃，100ml，保留2小时，每日1次，经期时停用，连用2个月。

2. 活血消癥方

［处方］桃仁、川芎、三棱、莪术、穿山甲、木通、路路通、陈皮、枳实、昆布、牡蛎各15g，土鳖虫12g。肥胖痰湿重者加夏枯草、法半夏各15g。

［用法］上药浓煎成100ml，温度40℃左右，保留灌肠，保留2小时，每日1次，30日为1个疗程，经期量多时停用。

（六）刮痧

1. 刮背部、腰部、下腹部（气海至中极）及双肩部位。太溪至筑宾。

2. 刮子宫、卵巢、脑下垂体、淋巴腺等反射区，加上甲状旁腺辅助疗区，不仅可以消炎镇痛，还能消除子宫肌瘤，使分泌正常，增强子宫的生理及生殖能力。肝俞至肾俞。

（七）针刺

1. 毫针法

处方一：气海、子宫、关元、膈俞、肾俞、血海、太冲。

［操作］关元、气海宜用子午捣臼法；子宫、膈俞可用赤风摇头法；余穴用提插捻转之法，或补或泻。隔日1次，10次为1个疗程。本法适宜于气滞血瘀型。

处方二：大赫、曲骨、子宫穴、阴陵泉、中脘、气海。

［操作］大赫直刺，进针1～1.5寸，施捻转泻法；曲骨直刺，进针约1寸，施捻转泻法；子宫穴稍斜向中线进针，深1.5～2寸，施捻搓泻法；阴陵泉向阳陵泉方向

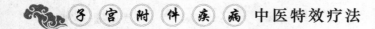

进针，深1～1.5寸，施捻转泻法；中脘直刺，深1～1.5寸，施提插泻法；气海直刺或向下斜刺，进针1～1.5寸，施捻转泻法。本法适宜于湿痰内结型。

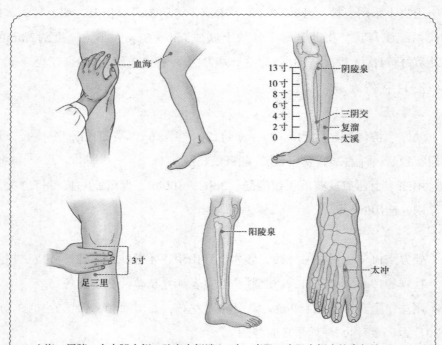

血海：屈膝，在大腿内侧，髌底内侧端上2寸，当股四头肌内侧头的隆起处
阴陵泉：在小腿内侧，当胫骨内侧髁后下方凹陷处
三阴交：小腿内侧，当足内踝尖上3寸，胫骨内侧缘后方
复溜：在小腿内侧，太溪直上2寸，跟腱的前方
太溪：内踝后方，当内踝尖与跟腱之间的中点凹陷处
足三里：小腿外侧，当外膝眼下3寸，距胫骨前缘一横指（中指）处
阳陵泉：在小腿外侧，当腓骨头前下方凹陷处
太冲：在足背侧，当第1、2跖骨结合部之前凹陷处

处方三：曲骨、横骨、子宫、次髎、曲泉、中膂俞、太溪、交信。

［操作］每次腹部、下肢均选1穴，轮流使用。子宫穴，一般取双侧，斜刺0.8～1.0寸。同时配用耳穴：子宫、皮质下，用平针法，留针20分钟，隔日1次。

处方四：①子宫、气冲、曲骨；②三阴交、次髎。气滞加血海；肝郁加太冲；气血双虚加足三里。

［操作］针前嘱患者排空膀胱，子宫、气冲、曲骨直刺1～1.5寸，其他穴位按常规刺法进行。两组穴位交替使用，每日1次，每次留针30分钟，行针3次，10

次为1个疗程。

处方五：①子宫（双）、关元、三阴交（双）、曲骨；②蠡沟（双）、中极、气海、横骨（双）。

［操作］：针关元、气海、中极时，直刺进针1.5～2寸；针横骨、曲骨时，直刺进针0.5～0.8寸；针子宫时，取40°角斜刺，进针2.5～3寸，需达宫体。针蠡沟、三阴交时，进针1.5～2寸。均用平补平泻手法，捻转得气，留针30分钟，其间行针1次。以上两组穴位，交替使用。间日针刺1次，10次为1个疗程。

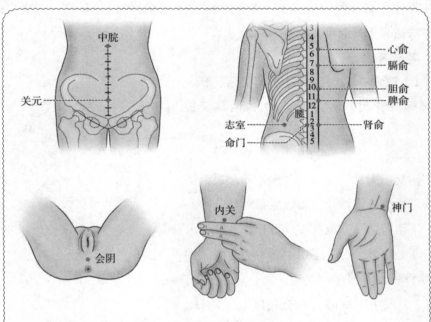

中脘：在上腹部，前正中线上，当脐中上4寸
关元：在下腹部前正中线上，当脐中下3寸
心俞：在背部，当第5胸椎棘突下，旁开1.5寸
膈俞：在背部，当第7胸椎棘突下，旁开1.5寸
胆俞：在背部，当第10胸椎棘突下，旁开1.5寸
脾俞：在背部，当第11胸椎棘突下，旁开1.5寸
肾俞：在腰部，当第2腰椎棘突下，旁开1.5寸
志室：在腰部，当第2腰椎棘突下，旁开3寸
命门：在腰部，当第2腰椎棘突下凹陷中
会阴：在会阴部，当大阴唇后联合与肛门连线的中点
内关：在前臂掌侧，腕横纹上2寸，掌长肌肌腱与桡侧腕屈肌肌腱之间
神门：掌侧面，当腕横纹头，靠小指一侧紧挨小鱼际的凹陷处

处方六：中极、三阴交（双）、子宫（双）、水道（双）。

　[操作]中极、子宫、水道用捻转提插泻法，使针感下传至阴部为佳；三阴交用捻转补法，缓慢出针，按揉30秒。每日针刺1次，10次为1个疗程。

处方七：足三里、三阴交、血海、膈俞、脾俞、胃俞。

　[操作]毫针刺，用泻法，得气后留针20～30分钟，每日1次，10次为1个疗程。本法适宜于血瘀型。

处方八：气海、太冲、中脘、章门、期门、间使。

　[操作]毫针刺，用泻法，得气后留针20～30分钟，每日1次，7次为1个疗程。本法适宜于气滞型。

2. 耳针耳穴

（1）取穴：子宫、内分泌、交感、肝、肾、脾等。针刺方法：每周2次，两耳交替进行。

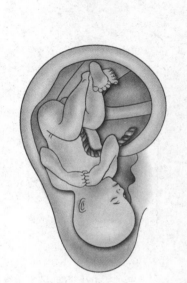

（2）取足三里、气海、太溪为主穴，子宫、三阴交、太冲、曲骨、关元、阴陵泉为辅穴，施以针刺补泻治疗，得气后留针40分钟，配合王不留行贴耳，取盆腔、肝、肾、脾、内分泌、子宫、皮质下穴位按压，隔天1次。10次为1个疗程，共治疗4个疗程。

（3）采用甲基睾丸素5mg口服，每日2次，配合耳穴针刺、贴压治疗。选取耳穴子宫、内分泌、交感、三焦针刺有酸痛胀麻感后行中强度刺激，留针30分钟，起针后穴位贴压王不留行，嘱患者每日自行按压穴位1～2次，每次10～20分钟，强度以有得气感为宜，每次贴压保留3天，3天后重复针刺加耳穴贴压，经期停用，每月从经期第5天开始重复治疗，连用3个月。

（4）取穴：卵巢、子宫、脑、屏间、肾。

　[操作]用0.5寸毫针刺入耳穴，深度以穿入软骨为度，行捻转泻法，留针1小时，留针期间行针2～3次，以加强刺激量，每日针刺1次，15次为1个疗程。

（5）取穴：子宫、膈点、皮质下、肝、肾、内分泌。

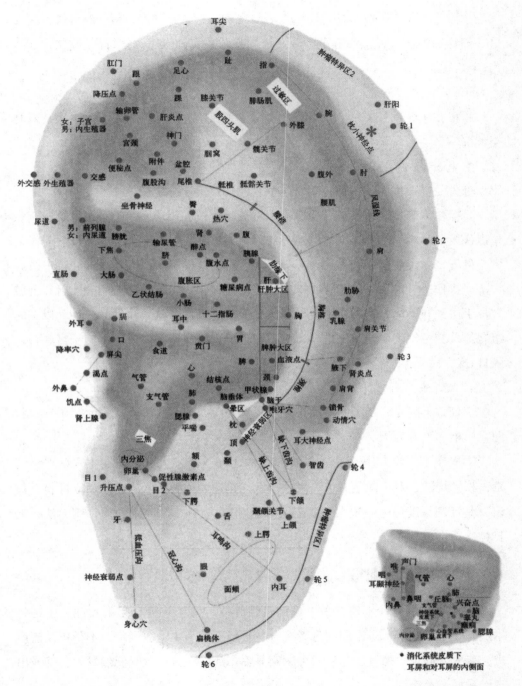

插图 左耳

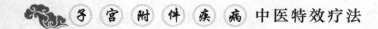

［操作］先在一侧耳探得敏感点后，针刺入，平补平泻，留针20分钟。再在另一侧耳用磁珠或王不留行子贴敷。针刺和贴敷交替应用，宜每周针2次，10次为1个疗程。

（6）取穴：子宫、肝、胃、脾、三焦、十二指肠、缘中、屏间。

［操作］每次选3～4穴，用毫针刺法、埋针法、压豆法等，每日1次，双耳交替选用。

3. 电针法

处方一：中极、气海、三阴交、子宫、气穴。

［操作］毫针刺得气后，通脉冲电针灸治疗仪，用疏密波，频率不拘，刺激量以病人能耐受为度，每次通电20～30分钟，每日或隔日1次，10次为1个疗程。

处方二：①子宫、关元、三阴交、足三里；②阴陵泉、大赫、气冲、中极。

［操作］针前排空小便，腹部穴位手法捻转轻泻，针感向会阴处放射，上肢穴位手法平补平泻，针感向上传导，然后接G-6805治疗仪，留针30分钟。以上两组穴位，交替使用。同时配合耳压王不留行子，取皮质下、内分泌、子宫、肾，隔日1次，两耳换贴，每日自行按压5～6次。

4. 火针法

［处方］阿是穴（子宫肌瘤患处中央部一个穴位）为主穴；关元、子户、胞门、中枢、气海为配穴。

［操作］阿是穴用火针法，以长1.5寸之26～27号火针具先在主穴做严格消毒，将针烧红，左手固定穴位，右手持针，迅速刺入阿是穴内，然后立即将针拔出，其针刺深度可随病块大小而定。每周刺1次为宜，余穴用常规针刺方法，隔日1次。

三、临床治疗心得

子宫肌瘤是女性生殖器最常见的良性肿瘤，常见于生育年龄女性，中医将本病归于癥瘕范畴。子宫肌瘤患者多合并月经不调病史、痛经史、不孕史及流产史，或有家族史。患者患本病后可无明显临床症状，仅体检时偶然发现，抑或出现经量增多及经期延长、下腹包块、白带增多、压迫症状等。

考虑肌瘤多好发于生育年龄，青春期前少见，绝经后萎缩或消退，笔者认为从西医角度分析本病发生可能与女性性激素相关。而从中医角度分析认为本病系有形之邪结于胞中，其发病原因甚多，不外乎六淫之邪、七情不畅、饮食内伤、脏腑功能失调、冲任亏损等，但最主要的病机仍考虑为血瘀所致，并常常兼夹有痰湿、气郁、正虚。

因此，笔者在临床上治疗本病时多予以活血化瘀，消癥散结，兼以化痰理气、疏肝解郁及扶正祛邪等治疗方法。多拟桃红四物汤加减，青年患者常用加三棱、莪术、皂角刺攻逐实邪；因女性多郁，围绝经期女性常伴有肝气郁结，冲任失调，治疗时多加疏肝理气之药，并佐以女贞子、墨旱莲等滋补肝肾之品。在治疗本病时，笔者常配以消癥散嘱患者睡前炒热外敷于下腹部，以加强口服药物治疗效果。

第四节　生活起居

一、起居

1. 患者要注意避免七情太过，适时调整情绪，保持精神愉快。

2. 注意劳逸结合，要适时调整寒温。经期及产褥期注意保暖，避免受寒。经量过多者，不宜过劳，防止出血过多。

3. 子宫肌瘤患者常有经期延长，易发生感染，应保持外阴清洁，预防感染。

二、饮食

饮食宜清淡富含营养，不宜过食肥甘。平日多时软坚散结之海带、慈菇。子宫肌瘤由于月经紊乱，常发生不同程度的贫血，故在饮食方面应多进含铁剂及高蛋白的食物。

常用食疗方：

1. 桃树根150g，猪瘦肉150g，将桃树根洗净切段，猪肉洗净切块，加水以砂锅共炖，待肉烂即成。每晚睡

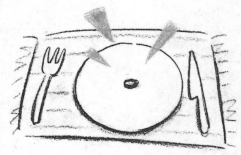

前服用。本方行气，破瘀消癥瘕，主治子宫肌瘤。孕妇禁用。

2. 芫花根、桑白皮各3g，鲫鱼1条（约250g）。去鱼肠、药入肚肉、纸包三四层，水温透、煨熟、去肚内芫花根吃鱼。

3. 射干叶（切细）30g，绿壳鸭蛋（取蛋清），共调匀煮熟，拌白糖服。

4. 猪肝炒黄豆芽（《中医治疗文化》）猪肝300g，鲜黄豆芽250g，加素油、调料炒熟服食，每晚1次。用于子宫肌瘤引起的月经量多，继发贫血。可补肝肾益气血。

5. 银耳藕粉（《乾坤一草医》）银耳25g，藕粉10g。将银耳水发后加适量冰糖炖烂，入藕粉冲服，每日1次。用于子宫肌瘤引起的月经量多，久不止血，色鲜红，低热，烦躁不安等。有止血除烦功效。

三、活动、运动

坚持体育锻炼，强身健体，增强抗病能力；起居有节，劳逸适度，保持元气充沛。

四、服药及饮食忌口

合理使用激素类药物，避免雌、孕激素的长期和过度刺激。合理进食，避免因微量元素的摄取不足和利用障碍而导致肌瘤的发生。经期前后忌食生冷冰凉肥腻食品，以免寒凝而致血瘀加重；经期月经量多时应少食辛辣香燥之品，以防出血过多。

第 2 章

子宫内膜异位症

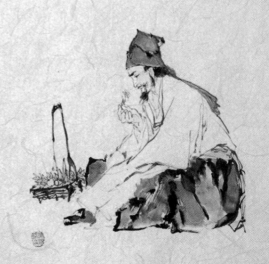

孙某，女，28岁，已婚。2009年8月30日初诊。主诉下腹疼痛，肛门下坠感2年。月经周期28～30天，4天干净，量多有血块。平素白带色黄，放置宫内节育环，孕1产1。舌红有瘀点，苔黄，脉弦数。妇科检查：外阴已产式，阴道通畅，宫颈中度糜烂，宫体后位，正常大小，质中，压痛，左侧附件可触及一直径约6cm大小的囊性包块，有压痛，活动度欠佳，边界尚清，右

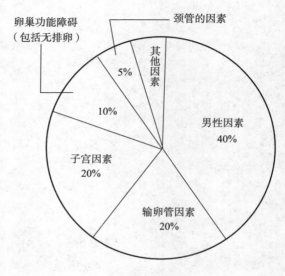

不孕症的原因

侧附件区未触及明显异常。三合诊，两侧子宫骶骨韧带处可触及触痛性结节。B超检查提示：子宫后位，子宫大小约5.3cm×4.5cm×5.3cm，内部光点细匀，宫内见节育环强回声。左侧卵巢见一4.3cm×3.3cm×4.5cm和2.6cm×2.6cm×2.3cm囊性暗区，囊壁规则，毛糙，前者内见光点及条索状回声增强光带，右侧附件区声像图未见异常。

［诊断］①左侧卵巢子宫内膜异位囊肿；②慢性盆腔炎；③慢性宫颈炎。

［辨证］瘀热互结证。

［治法］清热解毒，活血消癥。

［方药］消癥汤（经验方）加味。

［组成］半枝莲15g，白花蛇舌草15g，夏枯草15g，皂角刺12g，牡蛎30g，海藻20g，三棱10g，莪术10g，荔枝核32g，橘核12g，石见穿30g，制乳没各4g，山楂15g，鸡内金6g，7剂。

桂枝茯苓丸每次3粒，每日3次，吞服。

三棱15g，莪术10g，蒲黄15g，五灵脂10g，延胡索15g，血竭10g，赤芍15g，加水1000ml浓煎成100ml，保留灌肠，每日1次，经期暂停。

2009年9月7日复诊

下腹疼痛消失，肛门下坠，舌脉如上。

中药守上方加生黄芪15g，升麻6g，5剂。桂枝茯苓丸每次3粒，每日3次，吞服。保留灌肠，方药、方法均同前。

此后大便溏软时，加神曲10g，山楂12g；大便秘结时，加虎杖15g，改桂枝茯苓丸为大黄䗪虫丸，先后服用30剂。

2009年11月17日复诊

肛门下坠感消失，复查B超仅提示：左侧卵巢有一1.8cm×1.5cm囊性暗区，囊壁光滑，规则。

中药守上方加减续进50剂，同时口服桂枝茯苓丸和同前法中药保留灌肠，以巩固疗效。

第一节　诊断与鉴别诊断

一、概述

子宫内膜异位症简称内异症，是具有生长功能的子宫内膜组织出现在子宫腔被覆黏膜以外及宫体肌层以外的其他部位时称"子宫内膜异位症"。异位子宫内膜虽可生长在远离子宫的部位，但绝大多数病变出现在盆腔内生殖器官和其邻近器官的腹膜面，故临床常称"盆腔子宫内膜异位症"。本病一般仅见于生育年龄妇女，以25—45岁妇女居多。异位子宫内膜可出现在身体不同部位，但绝大多数位于盆腔内的卵巢、宫骶韧带、子宫下部后壁浆膜面以及覆盖直肠子宫陷凹、乙状结肠的腹膜层和阴道直肠膈，其中以侵犯卵巢者最常见，约占80%。中医学将本病归属于痛经、癥瘕、月经不调及不孕等病的范畴。

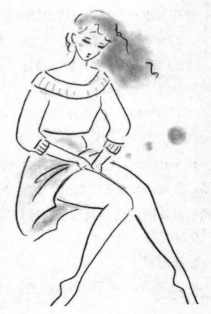

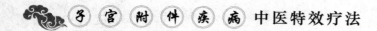

二、诊断

（一）病史

一般发病于月经初潮后及绝经前，多见于育龄期妇女，有继发性、进行性加重痛经，不孕或慢性盆腔疼痛，或有剖宫产、人流术病史。

（二）临床表现

子宫内膜异位症的临床表现因人和病变部位的不同而多种多样，症状特征与月经周期密切相关，有25%患者无任何症状。

1. 下腹痛和痛经　70%～80%的患者均有不同程度的盆腔疼痛，与病变程度不完全平行。典型症状是继发性痛经、进行性加重。疼痛多位于下腹、腰骶及盆腔中部，有时可放射至会阴部、肛门及大腿，常于月经来潮时出现，并持续至整个经期。少数患者可表现为持续性下腹痛，经期加重。

2. 不孕　约50%的内异症患者合并不孕。

3. 月经异常　可有经量增多、经期延长或月经淋漓不净或经前期点滴出血。

4. 性交不适　一般表现为深部性交痛，月经来潮前性交痛最明显。

5. 特殊部位的子宫内膜异位症的临床表现

（1）瘢痕子宫内膜异位症：剖宫产等手术后腹壁切口处瘢痕结节，经期增大，疼痛加重；会阴切口或切口瘢痕结节，经期增大，疼痛加重。

（2）消化道子宫内膜异位症：大便次数增多或便秘、便血、排便痛等。

（3）泌尿道子宫内膜异位症：尿频、尿痛、血尿及腰痛，甚至造成泌尿系统梗阻及肾功能障碍。

（4）呼吸道子宫内膜异位症：经期咯血及气胸。

（三）检查

1. 妇科检查　双合诊检查时可发现子宫后倾，活动受限或固定，直肠子宫陷凹、宫骶韧带或子宫后壁下方可触及触痛性结节。卵巢子宫内膜异位症患者，一侧或双侧附件处触及与子宫或周围组织粘连的囊实性包块，活动度差，轻压痛。囊肿直径一般小于10cm。

2. 辅助检查

（1）B超检查：阴道或腹部B型超声检查可确定异位囊肿位置、大小和形状，其诊断敏感性和特异性均在96%以上。超声图像多提示囊肿呈圆形或椭圆形，与周围特别是子宫粘连，囊壁厚而粗糙，囊内有细小的絮状光点。因囊肿回声图像无特异性，不能单纯依靠B型超声图像确诊。

（2）盆腔CT及MRI检查：对盆腔内异症、卵巢内膜异位囊肿、深部浸润病变的诊断和评估有意义，但费用较高。

（3）血清CA125值测定：血清CA125浓度可能增高，但一般轻度升高，多低于100 U／L。在诊断早期内异症时，腹腔液CA125值较血清更有意义。血清CA125水平用于监测内异症治疗效果和复发较诊断更有临床价值，治疗有效时CA125值降低，复发时又增高。CA125因与多种疾病存在交叉阳性反应，不能单独用作诊断和鉴别诊断。

（4）抗子宫内膜抗体：是内异症的标志抗体，其靶抗原是内膜腺体细胞中一种孕激素依赖性糖蛋白，特异性90%～100%。患者血液中检测出该抗体，表明体内有异位内膜刺激及免疫内环境改变，但敏感性不高。

（5）腹腔镜检查：是目前最佳的诊断方法。在腹腔镜下，看到大体病理所述的典型病灶或对可疑病变进行组织病理检查即可确诊。术中所见是临床分期的重要依据。对可疑子宫内膜异位症造成的不孕和慢性盆腔疼痛，妇科检查有触痛结节，而B超等影像学检查又无阳性发现的病例，有症状特别是CA125浓度升高者，有条件的应将腹腔镜作为首选的确诊方法。

三、鉴别诊断

1. 卵巢恶性肿瘤　早期无症状，有症状时多呈持续腹痛、腹胀，病情发展快，一般情况差。除查有盆腔包块外，多伴有腹水。B型超声图像显示包块为混合性或实性，血清CA125值多显著升高。腹腔镜检查或剖腹探查可鉴别。

2. 盆腔炎性包块　多有急性或反复发作的盆腔感染史，疼痛无周期性，平时亦有下腹部隐痛，可伴发热和白细胞增高等，抗生素治疗有效。

3. 子宫腺肌病　痛经症状与内异症相似，但多位于下腹正中且更剧烈，子宫多呈均匀性增大，质硬。经期检查时子宫触痛明显。此病常与内异症并存。

第二节　病因病理与治疗原则

一、病因病理

1.中医病因病机　中医学认为，内异症按其临床表现，应属中医痛经、月经不调、癥瘕、不孕等范畴，尽管它包括了中医妇科的多种疾病，但其病理机制是统一的瘀血内留。

《景岳全书·妇人规》曰："若寒滞于经，或因外寒所逆，或素日不慎寒凉，以致凝结不行，则留聚为痛。"《张氏医通》认为：经行之际，"若郁怒则气逆，气逆则血聚于腰腿心腹背肋之间，遇经行时则痛而重"。忧思气郁而血滞，寒凝气滞而血瘀，瘀血停滞，经脉不通，则见痛经。沈金鳌在《妇科玉尺》中提出："积聚癥瘕，本男女皆有之病，而妇人患此，大约皆胞胎生产，月水往来，血脉精气不通……积于腹中之所生。"说明瘀血留积日久，是瘤瘕形成的关键因素；《医宗金鉴·妇科心法要诀》："女子不孕之故，出伤其冲任也……，或因瘀血积于胞中，新血不能成孕……"无子则是瘀血所致最严重的病变结果。

在子宫内膜异位症的病理变化以及病机转化过程中，瘀血起着关键性的作用。不论何种致病因素，均是通过影响气血的运行，使气血瘀阻不通而导致本病的发生。由于子宫内膜异位症是周期性、渐进性发作的疾病，每至月经来潮，经血排泄不畅，不循常道，离经而行。《血证论》载："女子胞中之血，每月一换，除旧迎新，旧血即瘀血，此血不去，便阻化机……然既是离经之血，虽清血、鲜血、亦是瘀血。"离经之血瘀阻体内，不能及时消散和吸收，这样周而复始，使瘀血程度加重变深，反过来作为致病因素又会影响全身或局部气血的运行，加剧疾病的发展或产生新的其他病变。

总结其发病有以下三大方面原因：一是产育过多或宫腔手术，如人流、引产、上环等损伤冲任及胞宫，瘀血留滞胞络、胞宫；二是经期、产后房事不节，败精、浊血混而为一；三是邪毒侵袭留滞不去，致寒、热、湿瘀阻于内。各种因素致胞宫藏泻失常，经血不循常道而行，部分经血溢出脉外，致离经之血蓄积盆腔而成瘀血。瘀血作为子宫内膜异位症的病理基础，停滞体内，引发一系列病理变化而产生诸证。瘀血基础上又有寒热虚实的不同，故临床各不相同。

2. 西医病因病理　西医学认为，本病的发病机制至今尚未完全明确，关于异位子宫内膜的来源主要有子宫内膜种植学说、体腔上皮化生学说、诱导学说三种学说，其中以种

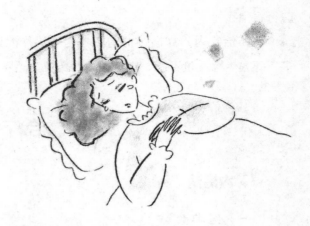

植学说为目前公认最为重要的学说，种植学说主要有经血逆流、淋巴及静脉播散，医源性种植。近来研究发现，子宫内膜发生异位后，能否形成内异症可能还与免疫因素、遗传因素及炎症等因素有关。本病的主要病理变化为异位种植的子宫内膜随卵巢激素的变化而发生周期性出血，病灶局部反复出血和缓慢吸收导致周围纤维组织增生、粘连，出现紫褐色斑点或小疱，最后发展为大小不等的实质性瘢痕结节或形成囊肿。

二、治疗原则

1. 中医治疗原则　中国中西医结合学会妇产科专业委员会第三届学术会议将子宫内膜异位症中医诊断标准确定为"血瘀症"。"活血化瘀"是基本治疗原则，再根据个人情况加减。瘀久成癥者，又当散结消癥。本病疗程较长，恐攻伐之剂徒伤正气，宜酌情佐以益气、养血、补肾之品，培补其损。

2. 西医治疗原则　治疗内异症的根本目的是"缩减和去除病灶，减轻和控制疼痛，治疗和促进生育，预防和减少复发"。治疗方法应根据患者年龄、症状、病变部位和范围以及生育要求等加以选择，强调治疗个体化。症状轻或无症状的轻微病变选用期待治疗。希望生育者应尽早行不孕的各项检查如子宫输卵管造影或输卵管通畅试验，特别是行腹腔镜下输卵管通液检查，或镜下对轻微病灶进行处理，解除输卵管粘连扭曲，促使其尽早受孕。一旦妊娠。异位内膜病灶坏死萎缩，分娩后症状缓解并有望治愈。年轻无生育要求的重症患者可行保留卵巢功能手术，并辅以激素治疗；症状及病变均严重的无生育要求者考

虑行根治手术。

西药治疗内异症通过抑制卵巢功能治疗内异症，效果明确，但不良反应较多，病人生存质量不高。中药辅助西药成为近年来治疗内异症的趋势。

第三节　治疗方法

一、内治法

（一）经典古方

1. 气滞血瘀证

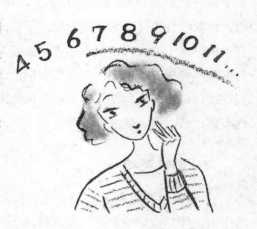

［临床证候］经行下腹部坠胀剧痛，拒按，甚或前后阴部坠胀欲便；经血或多或少，经色紫黯夹有血块，盆腔有结节、包块；胸闷乳胀、口干便结，经行不畅，苔薄质紫暗，舌边尖有瘀点，脉弦或涩。

［治法］理气行滞，化瘀止痛。

［方药］膈下逐瘀汤。

［组成］当归、桃仁、红花、川芎、赤芍、五灵脂、牡丹皮、枳壳、延胡索、乌药、制香附、甘草。前阴坠胀，加柴胡、橘叶、炒川楝。肛门坠胀欲便或便结者，加大黄。盆腔有结节、包块，加血竭、三棱、䗪虫、穿山甲。经血量多加茜草根、炒蒲黄、三七粉、益母草。

2. 寒湿凝滞证

［临床证候］经前或经期下腹绞痛、冷痛、坠胀痛，拒按，得热痛减；经量少，色黯红，经血淋沥难净，或见月经愆期、不孕；畏寒肢冷，或大便不实；舌质淡胖而紫黯，苔白，脉沉弦或紧。

［治法］温经散寒，活血化瘀。

［方药］少腹逐瘀汤。

［组成］小茴香、干姜、延胡索、川芎、赤芍、五灵脂、当归、蒲黄、没

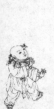

药、肉桂。

淋沥难净，加艾叶、炮姜、益母草。素体阳虚，畏寒肢冷，脉沉细者，加补骨脂、制附子、巴戟天。见盆腔包块者，酌加桃仁、三棱、莪术、土鳖虫。

3. 肾虚血瘀证

[临床证候] 经行腹痛，痛引腰骶，腰膝酸软；月经先后不定期，经量或多或少，孕后易流产，继发不孕，神疲体倦、头晕耳鸣，面色晦暗、眼眶发黑，性欲减退；盆腔有结节或包块；舌质黯淡，苔白，脉沉细。

[治法] 补肾益气，活血化瘀。

[方药] 仙蓉合剂或补肾祛瘀方。

[组成] 淫羊藿、菟丝子、肉苁蓉、制首乌、黄芪、延胡索、党参、莪术、赤芍、牛膝、丹参、川楝子。腰膝酸软加桑寄生、续断、杜仲。经血量多，加炒蒲黄、茜草、益母草。腹痛甚，加五灵脂、血竭、三七。盆腔结节包块，加桃仁，蟅虫、乳香、没药。

4. 气虚血瘀证

[临床证候] 经行腹痛；量或多或少，色暗淡、质稀或夹血块，肛门坠不适；面色无华，神疲乏力，纳差便溏；或见盆腔结节包块；舌淡胖边尖有瘀点，苔白，脉细或细涩。

[治法] 益气温阳，活血化瘀。

[方药] 举元煎合桃红四物汤。

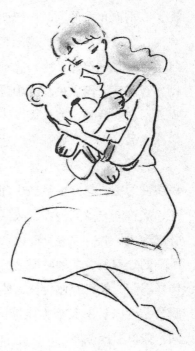

[组成] 人参、黄芪、熟地黄、当归、川芎、白芍、桃仁、红花、炒白术、升麻、甘草。经期血量多，行经期宜去桃仁、红花，加茜草、乌贼骨、三七。腹痛甚，加蒲黄、五灵脂、延胡索。胸泛恶、痰多，盆腔有结节、包块，苔腻者，为痰湿瘀阻者，加皂角刺、昆布、海藻、薏苡仁、穿山甲、三棱、浙贝母。

5. 热灼血瘀证

[临床证候] 经前或经行发热，小腹灼热疼

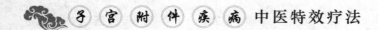

痛拒按；月经提前、经量多，色红质稠有块或淋沥不净；烦躁易怒，溲黄便结；盆腔结节包块触痛明显；舌红有瘀点，苔黄，脉弦数。

［治法］清热凉血，活血化瘀。

［方药］小柴胡汤合桃核承气汤加丹皮、红藤、败酱草。

［组成］柴胡、黄芩、生半夏、人参、生姜、桃仁、大黄、牡丹皮、桂枝、芒硝、甘草、大枣、红藤、败酱草。经量多或淋漓不净，加茜草、益母草、大小蓟。疼痛甚加炒蒲黄、五灵脂、延胡索。盆腔结节包块，加三棱、莪术、鳖甲、半枝莲。

（二）名家名方

1. 王子瑜诊治经验（北京中医药大学东直门医院妇科主任医师、教授，享受国务院特殊津贴专家）　王子瑜教授认为子宫内膜异位症的主要病机为瘀血内阻，治疗上以活血化瘀为主。基本方中多选用活血化瘀之品，如莪术、水蛭、桃仁、丹参等，活血化瘀，消癥散结的同时，注意祛瘀生新，以达调畅气血的目的。同时在治疗时注意审证求因，内异症中，虽然瘀血为致病因素，却是各种病变过程中的病理产物。因气滞、寒凝、热灼、痰湿、气虚、离经之血为血瘀，在活血化瘀的同时应辨明造成瘀血的原因，或疏肝理气，或温经散寒，或清热凉血，或祛痰利湿，或健脾益气等，以达治病求本之效。王老认为本病多为肝气不舒，且病位多在胞宫胞脉等肝经所过之处，故临床以气滞血瘀为多见。气行则血行，气滞则血瘀，方中选用延胡索、乌药、乳香、没药等行气之品以助气行血而活血。此外，寒性凝滞，血得寒则凝，得温则行，故王老还配伍肉桂等温经散寒之品，以温通血脉，以达到气血调达，祛瘀止痛的目的。

另外，治疗时要注意月经周期的生理特点，子宫内膜异位症血瘀而致的痛经以实证为主，但女性月经生理的特点却是周期性的变化的。冲任血海从满盈到溢泻，从逐渐充盈到空虚，故经前期和行经初期以泻实为主，月经后期和经后期以补虚为主。此时王老常配以八珍益母丸或合用圣愈汤加减，以扶正祛邪。其次，本病的疗程长，久用破瘀之品，恐伤其正，故方中以丹参为主药养血活血，配以肉桂温阳，鼓舞气血生长，使气血充调，瘀血自去。综上所述，王老治疗子宫内膜异位症，针对其瘀血阻滞的病机，采用活血化瘀为主要治法，根据证型的不同，兼以温经散寒、行气止痛、调补肝肾，以达到攻补兼施，标本同治，扶正祛邪的目的。

2. 朱南孙诊治经验（上海中医药大学附属岳阳中西医结合医院主任医师、教授，江南妇科名家朱小南之长女、朱氏妇科传人） 朱老总结先贤和当代医家的经验，对子宫内膜异位症提出"活血化瘀、软坚散结、扶正祛邪、攻补兼施"的治疗原则。根据此治疗原则，自拟血竭散，并随症加减。血竭散以血竭破血生新、消滞定痛为君；蒲黄活血祛瘀止痛为臣；佐以三棱、莪术、生山楂破血散瘀，以消癥散结；柴胡、青皮、延胡索、川楝子疏肝理气止痛，又健脾和胃、消积化滞。全方活血化瘀，软坚散结，行气止痛，扶正祛邪。如经前乳房胀痛，行经量少且腹痛剧烈者，蒲黄宜生用；经量多者，原方服至行经期即止。经量少者，可加丹参、赤芍；痛甚者加制乳没。经量多且有瘀块者，去三棱、莪术、川楝子、延胡索，蒲黄宜炒用，五灵脂、仙鹤草、益母草、熟军炭、三七粉。经量多伴有肛门坠胀、大便次数增多者，蒲黄宜炒用，加煨姜炭、山楂炭、熟军炭。下元虚寒，少腹冷痛者，加胡芦巴、炒小茴香。脾虚纳呆者，加党参、炒白术。伴有盆腔炎症者，加刘寄奴、石见穿、红藤、牡丹皮、蒲公英等。

同进内服外治并用，本病病位在胞宫、胞脉，用汤剂配合破血祛瘀、消积散结药物灌肠治疗，临床效果较好。灌肠药物选用丹参、石见穿、赤芍、三棱、莪术。

另外，朱老临床喜用药对治疗内异症，方便灵活。如蒲黄配赤芍，活血止痛，为治疗内异症的常用药；三棱配莪术，破血祛瘀、理气止痛，为治疗本病要药；柴胡配伍延胡索，疏肝理气、活血止痛，用于经前乳胀痛经者尤佳；延胡索加川楝子，延胡索破血消癥止痛，川楝子疏肝理气止痛，为本病痛经常用药；血竭和三七，既散瘀行滞又止血定痛，为经量多者必用之品，配合熟军炭使用，止血又无留瘀之患；乳没相配，功效为活血行气，散瘀止痛，是痛经止痛的首选之品；蒲公英配以红藤，清热解毒，是本病伴有盆腔炎首选。药对：石见穿合刘寄奴，活血通经止痛，适合盆腔瘀滞癥积如巧克力囊肿等病；蒲黄与五灵脂，治一切血滞腹痛；青皮和陈皮，青皮破坚散滞，陈皮理气健脾，可用于气滞血瘀之痛经。

3. 夏桂成诊治经验（江苏省中医院妇科主任医师，教授，享受国务院特

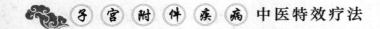

殊津贴专家）　夏老治疗内异症以化瘀止痛为先，辅以补肾助阳、益气补阳及疏肝宁心法。内异症既然表现血瘀症状，大部分伴有痛经的主症，因此化瘀止痛法，是必须运用的。方药如钩藤，紫贝齿先煎、炒当归、赤芍、五灵脂、延胡索、苍术，肉桂后下、全蝎粉、蜈蚣粉另吞，广木香，川续断。一般经行即服，连服3～5剂，经净停服。如此用药虽有一定的止痛行经的效果，但是病情严重者效果不佳。因此，使用助阳消癥的药物，至行经时加入一定量的化瘀止痛药物效果较好。阳气，不仅能推动气血的运行，而且有助于血瘀病患者的吸收和融化，同时对水液的运化有着重要的作用，所以在阳气不足时，不仅使血液停滞成瘀，水液也会有所积聚。

内异症的瘀结与肾阳不足有着重要的关系。运用补肾助阳的方法，一般首选毓麟珠、右归丸、定坤丹及助阳消癥汤等方药，其中以山药、人参、黄芪、川续断、菟丝子、紫石英为基本方药。然而补肾助阳，不能忽略与补阴相结合，乃阴阳互济之理，其次结合健脾，补肾健脾，互相为用，相得益彰，以增强温补肾阳之作用。

内异症患者存在着神疲乏力，小腹与肛门坠胀等气虚下陷的症状，服用较强的活血化瘀药之后，气虚症状可能加剧，因此，益气补阳有助于缓解症状。补中益气汤和举元煎是常用的组合方。在活血化瘀的方组基础上，加以黄芪、党参、甘草、升麻、陈皮、柴胡之品，可显著改善临床症状。

疏肝宁心法在内异证的治疗中，是一个重要的兼治法，甚者在某一阶段中也可算作是一个重要的治疗方法。根据夏老临床观察，内异症患者兼夹心肝症状者，亦系为多见。虽然，心肝在本病中不占主要地位，但是不能忽略其对本病症的形成和发展的一定影响，而且心肝在疼痛的发作上有重要的意义。所谓"诸痛疮疡，皆属于心""痛脉多弦，弦脉属肝"，且心藏神，肝藏魂，神魂与精神意识的活动有关，肝脏与冲脉亦密切相关，不仅藏血以支持血海不足，而且肝主疏泻之功能亦差，肝气疏泄不利，又将形成肝郁气滞，冲任经血之排泄必将受到影响，从而促进血瘀形成和发展之可能，而更为重要的是肝郁气滞，窒痹阳气活动，从而影响气化，影响脾肾，不仅致瘀，且对水湿、痰脂之代谢不利，必将形成膜样性血瘀。心与肾的交合，有着协调阴阳平衡的作用，前人曾有"欲补肾者，先宁心"之说，只有在心宁的前提下，才能保证阴阳的调复，阴阳调复，特别是阳气恢复，才能有效的控制内异症血瘀的产生和发展。因此，他常在补肾助阳，或益气助阳法中，常须组合越鞠丸、逍遥散或柔肝泻肝的方药，同时加入合欢皮、钩藤、远志、广郁金、莲心等品，是治疗本病必须组合的一种方法，不可忽视，而且告诫我们辅以心理疏导，要注意心理疏导的长期性、反复性、针对性等，才能获取较好的临床效果。

4.蔡小荪诊治经验（上海市第一人民医院中医妇科主任医师，上海蔡氏女科第七代传人） 蔡氏将内异症分为五个类型，分别治之。

（1）子宫内膜异位症所致痛经：用内异Ⅰ号方理气活血，散寒破癥。药物：当归9g，丹参9g，牛膝12g，赤芍12g，香附9g，川芎6g，桂枝4.5g，没药6g，失笑散12g，血竭3g。经前或痛前3～7天，水煎服之。蔡氏认为子宫内膜异位症的痛经和其他瘀血性痛经不同。瘀血性痛经多是各种原因引起的经血排出困难，但当瘀血畅行或块膜排出后，腹痛即见减轻或消失。内异症的痛经则是因为有功能的子宫膜异位于宫腔外所致，即为离经之血，因而造成新血无以归经而瘀血又不得排出。故本病症的痛经特点是：经下越多越痛。治疗当遵守"通则不痛"的原则，以化瘀治本为主，用药又不能专事祛瘀通下，应采用促使瘀血溶化内消之法，即为"消瘀"。

（2）子宫出膜异位症所致崩漏：用内异Ⅱ号方活血化瘀、止血定痛。药物：当归9g，牛膝12g，赤芍12g，香附9g，熟大黄炭12g，生蒲黄9～60g，丹参12g，震灵丹（包）15g。在经前3～5天预先服药，借以搜剔瘀血，达到止血定痛目的。临床治疗崩漏，多遵循塞流、澄源、复旧三大方法，若出血日久或暴崩，则急者治标止血。内异症的崩漏，乃因瘀血停滞阻于胞脉，新血不得循经所致，故治疗当谨守病机，以化瘀澄清为主，不可纯用药止血。以内异Ⅱ号方为基本方，化瘀止血止痛，对于经量多而兼痛经者尤宜。

（3）子宫内膜异位症所致发热：用内异Ⅲ号方活血化瘀。药物：云茯苓12g，桂枝4.5g，桃仁10g，赤芍10g，牡丹皮10g，皂角刺20g，鬼箭羽20g，石见穿15g。经净后，水煎服。蔡氏认为发热以祛瘀为要，其在临床实践中观察到，内异症的患者中经前发热占有相当比例。与由外感或内伤而引起的气血营卫失调所致的经期发热不同，本症的发热属瘀血留滞胞宫，积瘀化热引起。治法当活血化瘀，以内异Ⅲ号方为基本方。

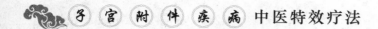

（4）子宫内膜异位症所致不孕：采用分期治之，此类患者，经净后至排卵期为第一期，治以育肾通络法，用云苓、石楠叶、熟地黄、桂枝、仙茅、淫羊藿、路路通、公丁香、川牛膝合内异Ⅱ、Ⅲ方。排卵后至经前3～7天为第二期，治以育肾温煦法，以生熟地黄、云茯苓、石楠叶、鹿角霜、淫羊藿、巴戟、肉苁蓉、墨旱莲、女贞子、怀牛膝合用内异Ⅲ方为基本方。经前数天至经净或痛止为第三期，治以化瘀调经止痛，拟用内异Ⅰ或内异Ⅱ方。需要注意的是，对于基础体温双相并相对高温者，化瘀之品须在经来后使用，慎防坠胎。

（5）子宫内膜异位症所致癥瘕：以消癥治本为要，癥瘕是本病患者共有的症状，兼存于各种类型之中，为内异症的根本。蔡氏以"血实宜决之"法则，于经净后以内异Ⅲ方消癥散结。因其病程较长，需要长期坚持治疗。

5. 刘奉五诊治经验（已故北京中医医院妇科专家，名老中医）　刘老认为本病是由于瘀血凝结胞宫，瘀滞流注于经脉、脏腑所致。而造成瘀血的原因，可能是外感寒凉，或是气滞血瘀。瘀血停滞日久可化热。若因患者素有蕴湿，或气滞湿阻，湿热互结，则可兼见下焦湿热之象。在治疗上以活血化瘀、清利湿热为主，方用抵当汤合八正散。若偏于下焦寒凝，则以活血化瘀、温经散寒为法，方用少腹逐瘀汤加减。然而本病的病理实质是死血瘀阻，一般活血药难以消散，故治疗本病不论寒热，均可用抵当汤为主方。化瘀时，对于有形的瘀血尚不明显时，多选用桃仁、红花、没药、刘寄奴、蒲黄、五灵脂等；对于有形的血块用三棱、莪术、桃仁、丹参、血竭、苏木；对于有形的死血，多选用破血祛瘀的水蛭、虻虫、大黄、蟅虫等药。

6. 裘笑梅诊治经验（浙江省中医药妇科主任医师，教授，享受国务院特殊津贴专家）　中医古籍中对于子宫内膜异位症少有记载。本病主要由于气滞血瘀引起，或夹湿热，或夹痰热，或夹寒湿，气机失宣，血不畅行，滞于胞脉，即所谓"不通则痛"，瘀积乃成。治则当以活血化瘀为主。如有输卵管炎症引起不通，用荆芥、防风、路路通，效果甚佳。经行时活血化瘀行气，使腹痛缓解，后用八珍汤继以温养。治病有的放矢，步步紧扣，用药灵活多变，获效显然。巧克力囊肿外加输卵管不通，治以软坚清热通利为主，配以活血化瘀。桂枝加味适用于宫寒血凝之痛经，温则散之，寒则热之，宫暖则痛除。行瘀散结。

7. 何少山诊治经验（已故杭州市中医院妇科主任医师，名老中医，江南何氏妇科第三代传人）　何少山认为内异症形成的原因主要有：生育过多或者宫腔手术损伤冲任及胞宫，瘀血滞留胞络、胞宫；经期、产后房事不节，败精浊血混为一体；邪毒侵袭滞留不去所致寒热湿瘀阻所致的痛经、癥瘕等。异位内膜周期性的出血为"离经之血"，瘀血滞留体内为邪实。血液依赖人体的阳气运化，肾主藏精而寓元阳，为水火之脏，主生殖而系胞脉，与女性的月经、胎孕关系密切。若肾阳不足，则运化经血乏力，经血瘀滞，日久成癥。脾为气血生化之源，主运化，脾虚则运化无力，聚湿生痰而成积聚，故内异症的形成与脾肾阳虚有关。所谓"妇人久病宿疾脾肾必亏"。故病机以正虚血瘀为主。本病本虚标实，脾肾不足为本，出血粘连阻滞经脉而成局部癥块为标。

治疗本病，需遵"血实者宜决之"，以活血化瘀为大法。本病本虚标实则当标本兼治，以扶正化瘀法贯穿始终。扶正化瘀能使瘀阻消，胞脉通，胞宫、胞脉功能正常，疼痛消失或能有孕。具体治疗时，按女性生理特点，分为三个时期：经前用补肾温通气血法，选用鹿角片、当归、川芎、片姜黄、香附、郁金、三棱、莪术、红藤、蒲公英等；行经时应多防痛，以温经化瘀止痛为主，药选当归、川芎、赤白芍、血竭、片姜黄、三棱、莪术、失笑散、玄胡、茜草炭、乌贼骨、乳香、没药等；平时应健脾利湿，破瘀消癥，药用黄芪、桂枝、鹿角片、炮山甲、菟丝子、淫羊藿、三棱、莪术、猫爪草、半边莲、当归、川芎、薏苡仁、汉防己、茯神等。经量多而有瘀块者加山楂炭、五灵脂、蒲黄炭；痛者当化瘀止痛，加蒲黄、五灵脂、血竭、制乳没；症状甚者，加全蝎、蜈蚣；寒湿凝聚者温经散寒化痰止痛，加胡芦巴、小茴香、片姜黄、细辛等；久病脾肾阳虚便溏者加炙黄芪、补骨脂、诃子、广木香等；合并盆腔炎者加牡丹皮、丹参、制大黄、红藤、败酱草等；混合性内异症者用猫人参、夏枯草、皂角刺、海藻等；合并子宫肌瘤者须防经量多，加鳖甲、山楂炭、失笑散、茜根炭、乌贼骨等。

同时，何氏临床治疗本病常用对药：仙灵脾配菟丝子，补肾助阳；鹿角片配炙山甲片，鹿角片血肉有情之品，补肾助阳活血，借穿山甲走窜之性，通经络直达病所；三棱破血中之气滞，莪术逐气中之血瘀，两药相配，活血化瘀，理气止痛，消瘀导滞；乳香、没药活血止痛消肿，是痛经经期必用之药；茜根炭配乌贼骨，凉血收敛止血，用于经血过多者；半边莲配伍猫爪草，清热解毒消癥，尤其适用于伴有腺肌瘤或合并子宫肌瘤者；红藤配败酱草清热解毒，活血止痛。

（三）秘、验、单、偏方

1. 单方验方

（1）理气化瘀汤

［处方］当归、川芎、赤芍、蒲黄、炒五灵脂、醋延胡索、乌药、香附各15g，制没药、小茴香、炮姜各10g，肉桂5g。

［用法］每日1剂，水煎服。

（2）补肾化瘀汤

［处方］当归15g，川草、赤芍、牡丹皮、川牛膝、莪术、吴茱萸、桂枝、法半夏各12g，荔枝核、海藻各20g，紫石英（先煎）35g。

［用法］每日1剂，水煎服。

（3）活血消癥散

［处方］黄芪、太子参、当归、桃仁、地鳖虫、赤芍药、皂角刺、香附、乳香、蒲黄、五灵脂、茯苓、桂枝、莪术。

［用法］上药共制成粗末，入纱布袋，加蜂蜜10ml，开水泡饮，每次9g，每日2次，1个月为1个疗程。

2. 内服效验方

（1）散结消癥汤

［处方］海狗肾粉（冲服）1g，当归15g，川芎15g，桃仁15g，红花15g，广木香9g，香附12g，益母草30g，三棱12g，莪术10g，白术10g，刘寄奴10g，牡丹皮30g，制没药9g，制乳香9g，延胡索9g，巴戟天15g。

［用法］水煎服，每日1剂。本方为平日服用方，若经期可加丹参30g，牛膝15g，若消化不良可酌加建神曲、炒麦芽各15g，焦山楂15g，草豆蔻12g，经后可加白芍15g。

（2）益气活血方

［处方］党参15g，赤芍、川芎各12g，三七粉（分冲）2g，月经期加琥珀粉1g，经后改加黄精10g，平时加莪术、三棱各10g。

［用法］水煎服，日1剂，服1个月后改为隔日1剂，3个月为1个疗程。

（3）疏肝化瘀方

［处方］桃仁、生大黄、山栀子、牡丹皮、当归、白芍、川楝子、牛膝各10g，生地黄、益母草各15g，制香附6g，生甘草3g。

［用法］水煎服，每日1剂。连服7日，于经前10日始服，经后服用逍遥丸或丹栀逍遥丸，每次6g，日服3次。

（4）化瘀止血汤

［处方］当归9g，丹参6g，生蒲黄30g，花蕊石15g，白芍12g，熟大黄炭9g，制香附9g，震灵丹12g。出血甚者加三七末，气滞加香附，腹痛加延胡索，寒凝加艾叶，气虚加党参、生黄芪。

［用法］每日1剂，水煎服，用于子宫内膜异位症引起的经行过多。

（5）抵当汤

［处方］桃仁9g，大黄6g，水蛭6g，虻虫6g，萹蓄、瞿麦各12g，木通6g，车前子12g，滑石9g。

［用法］水煎服，每日1剂，用于治疗血瘀型子宫内膜异位症。

（6）行气消癥汤

［处方］乌药9g，木香6g，延胡索9g，枳壳9g，五灵脂6g，没药3g，香附9g。

［用法］水煎服，每日1剂，主治气滞型子宫内膜异位症。

（7）理气化瘀消异汤

［处方］三棱、莪术、皂角刺、制香附、柴胡、当归各9g，五灵脂12g，异位粉（地龙、虻虫、蟅虫、蜈蚣、水蛭）6g（包）。

［用法］水煎服，每日1剂，适用于肝气郁结，气虚血瘀者。

3. 秘方、偏方

（1）大黄蟅虫丸，每次5g，每日2次吞服（便溏者不用）。

（2）地龙、蜈蚣、水蛭、虻虫、蟅虫等份为末，吞服3g，每日2次。

（3）七味新消丸，每次2g，每日2次，吞服（用于瘀热互结伴经行发热者）。

（4）雷公藤150g，加水1000ml，文火煎2小时，去渣浓缩成500ml，置冰箱备用，7日内服完。每次内服25ml（相当于生药7.5g），每日2次，经期停服。从每日15g，经6周期后逐渐减量至5g。但该药可引起体液免疫功能下降。

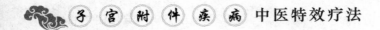

（四）中成药

1. 散结镇痛胶囊，每次4粒，每日3次，于月经来潮第1天开始服药，连服3个月经周期为1个疗程。

2. 丹莪妇康煎膏，每次6～9g，每日3次，连服3个月经周期为1个疗程。

3. 桂枝茯苓丸，每次6g，每日3次，连服3个月经周期为1个疗程。

（五）西药治疗

西医药物治疗包括对症治疗和性激素抑制治疗，适用于有慢性盆腔痛、经期痛经症状明显、有生育要求及无卵巢囊肿形成患者。临床治疗内异症的常用方法为假孕或假绝经性激素疗法。但对较大的卵巢内膜异位囊肿，特别是卵巢包块性质未明者，不宜用药物治疗。

1. 口服避孕药　可降低垂体促性腺激素水平，并直接作用于子宫内膜和异位内膜，导致内膜萎缩和经量减少。为假孕疗法。目前临床上常用低剂量高效孕激素和炔雌醇复合制剂，如妈富隆，用法为每日1片，连续用6～9个月，此法适用于轻度内异症患者。常见的不良反应有恶心、乳房胀痛、体重增加，情绪改变和点滴出血等。

2. 孕激素类　通过抑制垂体促性腺激素分泌，造成无周期性的低雌激素状态，并与内源性雌激素共同作用，造成高孕激素性闭经和内膜蜕膜化，形成假孕。常用的药物有醋酸甲羟孕酮30mg/d，或甲羟地黄体酮40mg/d，或炔诺酮5mg/d，一般连服6个月。不良反应有恶心、轻度抑郁、钠水潴留、体重增加及阴道不规则点滴出血等，患者在停药数月后痛经缓解，月经恢复。

3. 孕激素受体水平拮抗药　米非司酮抑制排卵，干扰子宫内膜完整性。每日口服25～100mg，造成闭经使病灶萎缩。不良反应轻，无雌激素样影响，亦无骨质丢失危险，长期疗效有待证实。

4. 孕三烯酮　有抗孕激素及抗雌激素作用，也是一种假绝经治疗法。该药在血浆中半衰期长达28小时，每周仅需用药2次，每次2.5mg，于月经第1日开始服药，6个月为1个疗程，治疗后50%～100%患者发生闭经。症状缓解率达95%以上。

5. 达那唑　能抑制FSH、LH峰；抑制卵巢甾体激素生成并增加雌、孕激素代谢；直接与子宫内膜雌、孕激素受体结合抑制内膜增生，最终导致子宫内膜萎缩，出现闭经。又称假绝经疗法。用法：月经第1日开始口服200mg，每日2～3次，持续用药6个月。若痛经不缓解或未闭经，可加至每日4次。疗程结束后约90%症状消失。停药后4～6周恢复月经及排卵。不良反应有恶心、头痛、潮热、乳房缩小、体重增加、性欲减退、多毛、痤疮、皮脂增加、肌痛性痉挛等。药物主要在肝代谢，已有肝功能损害者不宜使用，也不适用于高血压、心力衰竭、肾功能不全患者。

6. 促性腺激素释放激素激动剂 抑制垂体分泌促性腺激素，导致卵巢激素水平明显下降，出现暂时性闭经，此疗法又称"药物性垂体切除"或"药物性卵巢切除"。常用的GnRH-a类药物有亮丙瑞林3.75mg，月经第1日皮下注射后，每隔28日注射1次，共3～6次；戈舍瑞林3.6mg，用法同前；曲普瑞林3.75mg，肌内注射，用法同前。一般用药后第2个月开始闭经，可使痛经缓解，停药后在短期内排卵可恢复。不良反应主要有潮热、阴道干燥、性欲减退和骨质丢失等绝经症状，停药后多可消失，但骨质丢失需要1年才能逐渐恢复正常。

二、外治法

（一）理疗

1. 激光照射法

处方一：子宫、中极、气海、血海、三阴交、足三里。

[操作] 每次选2～4穴，采用氦-氖激光治疗仪，每穴照射10～15分钟，隔日治疗。

处方二：中极、子宫、三阴交、耳穴子宫。

[操作] 用GE77型He-Ne激光发射器，输出功率为2.5mW，通过光导纤维后，功率降为1.5mW。经前10日开始照射，每穴各5分钟，每日1次或隔日1次。

处方三：对于术后粘连包块者，除内服中药外，还可加用25mW氦-氖激光聚集幅照穿窿区，月经净后开始每次10分钟，14次为1个疗程，连用3个疗程。

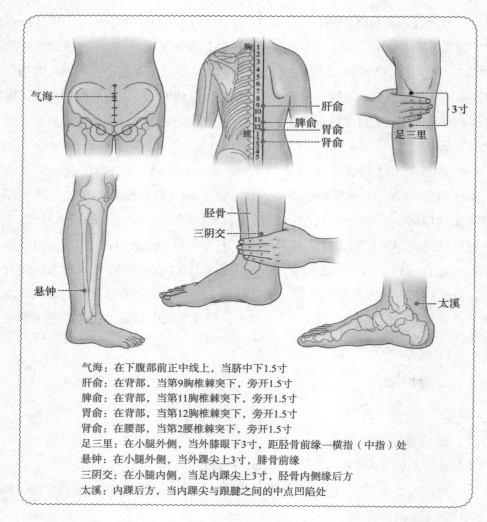

气海：在下腹部前正中线上，当脐中下1.5寸
肝俞：在背部，当第9胸椎棘突下，旁开1.5寸
脾俞：在背部，当第11胸椎棘突下，旁开1.5寸
胃俞：在背部，当第12胸椎棘突下，旁开1.5寸
肾俞：在腰部，当第2腰椎棘突下，旁开1.5寸
足三里：在小腿外侧，当外膝眼下3寸，距胫骨前缘一横指（中指）处
悬钟：在小腿外侧，当外踝尖上3寸，腓骨前缘
三阴交：在小腿内侧，当足内踝尖上3寸，胫骨内侧缘后方
太溪：内踝后方，当内踝尖与跟腱之间的中点凹陷处

2. 中药口服配合激光治疗　穴位取子宫、关元、阿是穴。根据病灶部位范围灵活取穴，采用氦-氖激光针灸仪，波长6328A，输出功率1.7～3W，功率密度9600mW/cm²，光针芯直径<200μm。每次选穴3个，光斑直拉对准穴位，每个穴位照射5分钟，隔日照射1次，12次为1个疗程。休息1周，再进行下1个疗程治疗。

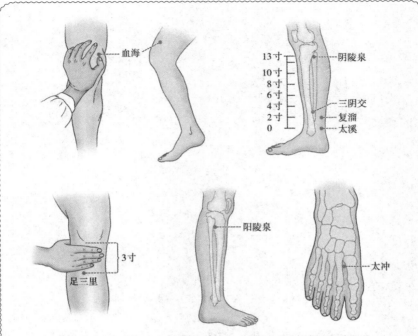

血海：屈膝，在大腿内侧，髌底内侧端上2寸，当股四头肌内侧头的隆起处
阴陵泉：在小腿内侧，当胫骨内侧髁后下方凹陷处
三阴交：小腿内侧，当足内踝尖上3寸，胫骨内侧缘后方
复溜：在小腿内侧，太溪直上2寸，跟腱的前方
太溪：内踝后方，当内踝尖与跟腱之间的中点凹陷处
足三里：小腿外侧，当外膝眼下3寸，距胫骨前缘一横指（中指）处
阳陵泉：在小腿外侧，当腓骨头前下方凹陷处
太冲：在足背侧，当第1、2跖骨结合部之前凹陷处

（二）推拿按摩

1. 处方 气海、关元、中极、子宫、血海、阴陵泉、三阴交、肾俞、八髎。

［操作］先让患者取仰卧位，先用一指禅推法推气海、关元、子宫，后用中指按揉气海、关元、中极、子宫。用摩法顺时针方向摩腹，用掌颤法震颤腹部。用一指禅推法推血海、三阴交，用拇指按揉血海、阴陵泉、三阴交。再让患者取俯卧位，用一指禅推法在背部沿膀胱经第一侧线上下往返操作2次，后用拇指按揉膈俞、肝俞、肾俞、八髎。以小鱼际擦法直擦背部两侧膀胱经第一侧线，以透热为度，以小鱼际擦法横擦八髎，以温热为佳。

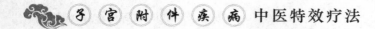

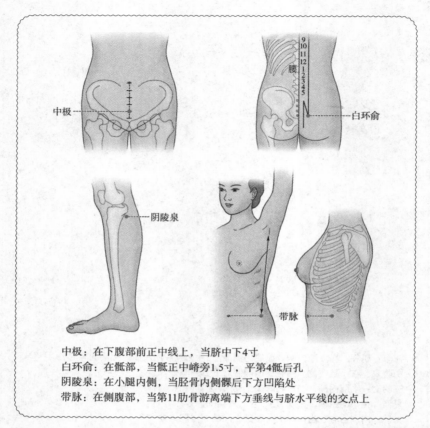

中极：在下腹部前正中线上，当脐中下4寸
白环俞：在骶部，当骶正中嵴旁1.5寸，平第4骶后孔
阴陵泉：在小腿内侧，当胫骨内侧髁后下方凹陷处
带脉：在侧腹部，当第11肋骨游离端下方垂线与脐水平线的交点上

2. 自我按摩　取仰卧位，于肋弓下缘以双手拇指做分推法操作，再按顺时针方向行摩法的治疗，然后以双手在下腹部做自上而下的掌平推法按摩，最后在腰部做擦法的治疗至有温热感。点穴：以泻法为主点中脘、章门、期门、气海、关元、归来、子宫、带脉、血海、三阴交。

3. 足底按摩治疗子宫内膜异位症　取穴：肾上腺、输尿管、脑垂体、甲状腺、甲状旁腺、生殖腺、子宫、肝脏、卵巢、淋巴腺等足底反射区。患者取坐位或半卧位，洁净双脚，医者坐于患者正前方以一手持患者足部，另一手半握拳，示指弯曲，以示指第1指间关节之顶点施力或用拇指指腹施力，按压肾上腺、肾脏、输尿管、膀胱反射区3～4次，然后依次按压子宫、卵巢、脑垂体、甲状腺、

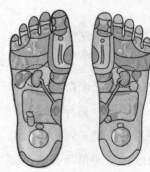

甲状旁腺、生殖腺、肝脏、淋巴腺等反射区。

　　按摩过程中要求医者集中精力，找准位置，力度大小均匀有力，治疗结束后嘱病人饮温开水300～500ml以加速代谢。每日1次，每次每足40分钟，10次为1个疗程。

　　（三）艾灸

1.艾条灸

处方一：关元、中极、子宫、水道、膀胱俞。

　　[操作]用艾条悬灸，每穴10～20分钟，以局部温热感及穴区周围皮肤红润为度，每日1次。

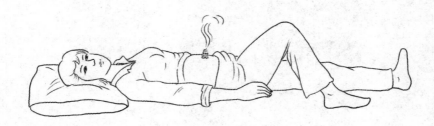

　　处方二：隐白、阴陵泉、地机。

　　[操作]任选1～2穴，用艾条灸，每次灸10～15分钟。下腹冷痛者在艾灸的同时配用体针。

　　2.隔药灸　以底径约1cm之艾炷一枚置附片中心，点燃后安于中极穴上。艾炷燃尽更换，如热使患者难以忍受时，可将附片提起数秒钟后再放下，至灸处皮肤红晕达5cm以上，中央微现泛白透明时停用，覆以消毒敷料，胶布固定。数小时后灸处即起水疱。由小而大，直径可达1～2cm，可待自行吸收。经前10日左右开始治疗。适用于经来腹痛剧烈，四肢逆冷者。

　　（四）贴敷

　　1.外敷法　用芒硝20g，食醋20ml敷患处，将药渣用醋炒热后纱布包裹外敷患处，每晚1次，每次30分钟，药物通过皮肤的渗透起到活血消炎理疗作用。

　　2.敷脐法　用水蛭、穿山甲、蜈蚣、延胡索、大黄、桃仁、炙乳香、炙没药、肉桂、木香、仙灵脾等共研细末，每次取粉末10g，用温开水调和成糊状，敷于脐部（神阙穴），外盖纱布，胶布固定，3天换药1次，10天为1个疗程。

（五）中药灌肠

1. 七厘散、失笑散、莪术、三棱、皂角刺煎药100～180ml，保留灌肠，每晚1次，3个月为1个疗程。

2. 丹参、三棱、莪术、赤芍药、败酱草浓煎100ml，保留灌肠，每晚1次。

3. 大黄、当归、莪术、三棱、丹参、郁金、赤芍药、桃仁、枳壳、鳖甲、延胡索煎水，除口服外另取100ml保留灌肠，每晚1次。

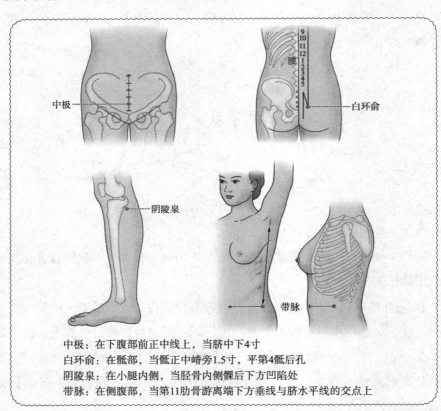

中极：在下腹部前正中线上，当脐中下4寸
白环俞：在骶部，当骶正中嵴旁1.5寸，平第4骶后孔
阴陵泉：在小腿内侧，当胫骨内侧髁后下方凹陷处
带脉：在侧腹部，当第11肋骨游离端下方垂线与脐水平线的交点上

（六）针刺

1. 毫针法

处方一：关元、气海、脾俞、足三里、次髎、带脉。

［操作］穴位常规消毒，用28号毫针刺，施补法，可加灸。每日或隔日1次，每次留针20～30分钟，10次为1个疗程。本法适用于气虚血瘀型。

处方二：中极、气海、子宫、血海、三阴交、太冲。

[操作] 中极直刺，深1寸左右，施捻转泻法。气海直刺或呈60°角向下斜刺，进针1～1.5寸，施提插泻法。子宫穴直刺，进针1.5～2寸，施捻转泻法，血海、三阴交均直刺，进针1～2寸，施提插并捻转之泻法。太冲直刺或稍向上斜刺，进针1寸，施提插泻法，每日1次，10次为1个疗程。本法适用于气滞血瘀型。

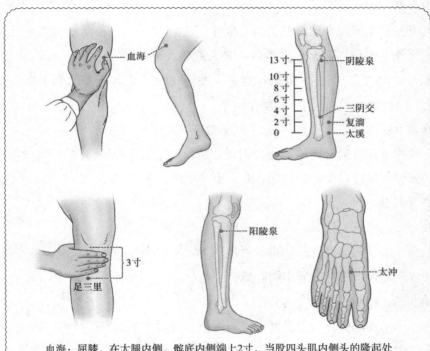

血海：屈膝，在大腿内侧，髌底内侧端上2寸，当股四头肌内侧头的隆起处
阴陵泉：在小腿内侧，当胫骨内侧髁后下方凹陷处
三阴交：小腿内侧，当足内踝尖上3寸，胫骨内侧缘后方
复溜：在小腿内侧，太溪直上2寸，跟腱的前方
太溪：内踝后方，当内踝尖与跟腱之间的中点凹陷处
足三里：小腿外侧，当外膝眼下3寸，距胫骨前缘一横指（中指）处
阳陵泉：在小腿外侧，当腓骨头前下方凹陷处
太冲：在足背侧，当第1、2跖骨结合部之前凹陷处

处方三：曲池、支沟、三阴交、子宫、血海、行间。

[操作] 穴位局部常规消毒后，曲池穴直刺，进针1～1.5寸。支沟直刺0.5～1寸。三阴交、血海均直刺，进针1～2寸。行间直刺0.5～0.8寸。诸穴均施泻法。每日或隔日1次，10次为1个疗程。本法适用于热郁血瘀型。

处方四：中极、气穴、气海、气门、三阴交、行间。

[操作]中极直刺，深1寸左右。气海直刺，进针1～1.5寸。气门直刺，进针1.5～3寸，施提插泻法。三阴交直刺，进针1～2寸，施捻转泻法。行间直刺或稍向上斜刺，进针0.7～1寸，施提插泻法。气穴直刺，深0.5～1寸，施捻转泻法。腹部穴可配合灸治。每日1次，7～10次为1个疗程。本法适用于胞脉损伤，癥瘕内存型。

处方五：关元、命门、三阴交、带脉、天枢。

[操作]穴位局部常规消毒后，关元直刺，进针0.8～1.3寸。命门直刺，深度为0.5～0.8寸。三阴交、带脉均直刺，进针1.2寸左右。天枢直刺。隔日1次，10次为1个疗程。本法适用于寒凝血瘀型。

处方六：中极、关元、气海、三阴交。

[操作]穴位局部严格消毒，用毫针刺，施提插平补平泻法，留针20分钟，进针10分钟行运针提插，让其酸、胀、麻感扩散，每周1次。

2. 耳针法

处方一：子宫、卵巢、内分泌、脾、直肠下段、膀胱。

[操作]耳郭局部严格消毒，每次取上穴3～4个，毫针刺，中、强度刺激，留针30～60分钟，留针过程中间断捻针。每日1次。

处方二：卵巢、交感、内分泌。

[操作]在经前1～2天或经行时行埋针，或将王不留行子放在豆瓣大小的橡皮膏上待用。先用火柴梗，选择压痛最明显的一点处，然后将放有王不留行子的橡皮膏贴在此处，嘱患者每时按压10余次，每次压15～20次，使局部产生疼痛，以能忍耐为度。

3. 电针法

[处方]中极、子宫、三阴交、合谷。

[操作]经期每日1次，经净后隔日1次，针刺得气后，按通电针仪，选用等幅疏密波或连续波，电量以中等刺激为宜，每次通电20～30分钟。

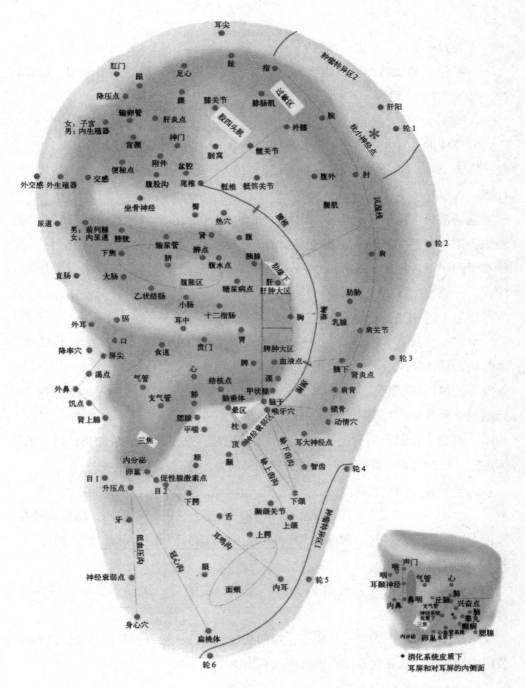

插图 左耳

（七）穴位注射法

［处方］中极、水道、次髎。

［操作］常规消毒后，用当归注射液或红花注射液，每穴注射1ml，每日1次，10次为1个疗程。

（八）穴位注射结合灸法治疗

穴位注射：复方丹参注射液分别注射于足三里、血海或次髎、三阴交两组穴位，隔天交替，每穴注射2ml，一般月经前10天开始注射，每月5次，2个月为1个疗程，观察3～5个疗程。

隔药饼灸：附子、鹿角霜、肉桂、乳香、五灵脂以5：2：1：1：1比例压成粉末，用时以黄酒调和，做成直径2cm、厚0.4cm的药饼，置艾绒于药饼上，垫纱布于药饼下，再置于关元或次髎两穴位，隔天交替灸，每次灸3壮，2个月为1疗程，一般治疗需3～5个疗程。

（九）耳压配合中药口服治疗

取穴：皮质下、内分泌、交感、神门、肝、肾、内生殖器、中庭。行经前5天开始，耳郭常规消毒后，以中药王不留行子埋压，每日按压3～5次，每次30分钟左右，每2日换埋药1次，两耳交替治疗共5次，每2个月经周期为1个疗程。中药煎剂以活血化瘀、疏肝理气、补脾益肾辨证组方，药用：丹参、赤芍、三棱、莪术、枳壳、香附、生黄芪、柴胡、白术、山药，剂量根据病情加减，行经前5天煎服，每2天1剂，共服5剂，每2个月经周期为1个疗程。

（十）皮肤针叩刺

1. 方法一 主穴：行间、隐白、公孙、太冲、三阴交、关元。用梅花针在穴位上以腕力弹刺，每分钟叩刺70～90次，在经前3日开始，每日1次，治疗3个月，经期禁食生冷和涉水。

2. 方法二 主穴：肝俞、次髎、太冲、三阴交、腰骶部、膀胱经循经部位。

［操作］肝俞、太冲、三阴交，轻叩至皮肤潮红；腰骶部督脉膀胱经循经部位用中等刺激；次髎穴重叩，至皮肤微有出血。

（十一）阴道纳药法

钟乳石、乳香、没药、血竭、三棱、莪术各等份，压面过筛，消毒备用。

每次取药末各5～10g，纳入阴道后穹窿，然后用有尾棉球填塞，24小时后取出，3天1次，从经净后开始，1个月经周期为1个疗程，连用2～4个疗程。适用于子宫内膜异位症后穹窿结节或子宫直肠陷凹包块者。

三、临床治疗心得

子宫内膜异位症一般仅见于生育年龄妇女，异位子宫内膜可出现在身体不同部位，以侵犯卵巢者最常见，俗称"巧克力囊肿"。中医学将本病归属于痛经、癥瘕、月经不调及不孕等病的范畴。子宫内膜异位症患者多有继发性、进行性加重痛经，不孕或慢性盆腔疼痛，或有剖宫产、人流术病史。患者患本病后可出现下腹痛、痛经、不孕、月经异常或性交痛，也有小部分患者无任何症状于体检时发现。

笔者认为从西医角度分析本病的发病原因主要有经血逆流、淋巴及静脉播散，医源性种植，而子宫内膜发生异位后，能否形成内异症还与免疫因素、遗传因素及炎症等因素密切相关。从中医角度分析认为本病系离经之血瘀阻体内，不能及时消散和吸收，而成蓄血或瘀血，即瘀血为本病主要致病因素。而瘀血亦为各病变过程中的病理产物，气滞、寒湿、肾虚、气虚、热灼亦可演变成瘀血。

考虑本病的病理实质是离经之血瘀阻，一般活血药难以轻易消散，故治疗本病拟用抵当汤为主方，加血竭末散瘀止痛。因此，笔者在临床上治疗本病时以破瘀消癥为主，同时辨明造成瘀血的原因，兼以理气行滞，或温经散寒止痛，或补肾益气，或益气温阳，或清热凉血。在口服药物治疗本病的同时，笔者擅以中药灌肠配合治疗，以增强治疗效果。

第四节　生活起居

一、起居

1.注意保暖，防止受寒，经前及经期腹部热敷。

2.保持外阴清洁，每日用温水清洗外阴。

3.注意休息，避免劳累，节制房事，经期忌盆浴、绝对禁止性生活。

4.妊娠期及哺乳期可控制本病的发展，使异位子宫内膜萎缩，病灶变小，故应鼓励适龄妇女结婚、生育，并提倡产后母乳喂养。

二、饮食

平日可多食活血行气的食物，如大麦、黄豆、白萝卜、柚子、密花豆、向日葵、杨桃、鸽肉、山楂等。病程时间长者可食用饴糖、牛肉、牛乳、羊肉、老母鸡、鸡蛋、章鱼等补虚益气。

1.马鞭草60g，山楂30g，红糖30g，黄酒30ml。将马鞭草、山楂水煎取汁，调入红糖、黄酒温热代茶饮用，2次/天。适用于气滞血瘀型内异症。

2.陈艾叶10g，大姜10g，红糖10g。将艾叶与大姜研制为粗末，放入红糖，冲入沸水，焖30分钟代茶饮用。适用于寒湿凝滞型内异症。

3.黑豆60g，鸡蛋2枚，米酒120ml。将黑豆、鸡蛋文火同煮，蛋熟后剥壳再煮，服时加米酒；吃蛋饮汤，有温补气血之功能。

4.黄芪炖乌骨鸡，乌骨鸡1只，黄芪50ml，乌骨鸡留肝肾洗净，纳黄芪入鸡腹煮烂，吃肉喝汤；有益气养血，滋补肝肾之功能。

三、活动、运动

本病属于疑难杂症，因此需要坚持长期治疗，注重自我心理疏导。一般认为3个月为1个疗程，治疗2～3个疗程效果较为明显。做好对本病的病情和病程的认识，在治疗过程中需要增强战胜疾病的信心，长期坚持体育锻炼，提高身体体质。

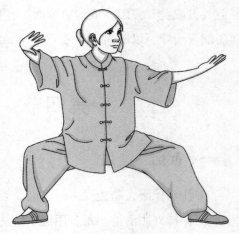

生活中要学习常存正觉心、常存善良心、常存欢喜心、常存和悦心、常存安乐心来调和情志，使心情舒畅、气机条达、气血调和、脏腑气血功能旺盛，促进疾病早愈。

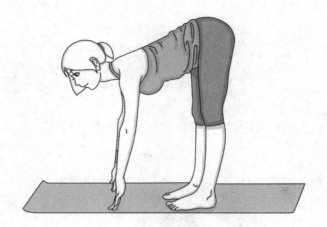

四、服药及饮食忌口

经前期及行经期勿食生冷、酸醋、田螺、蚌肉等寒性食物。经血量多或有内热者，应忌食辛辣香燥之品，如辣椒、咖喱、狗肉及虾、蟹、鲤鱼等"发物"之类。

第3章

子宫脱垂

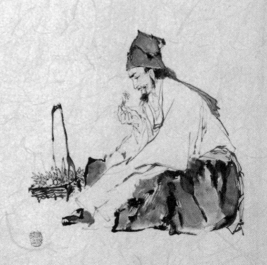

张某，女，37岁，已婚。2010年2月3日初诊，因自觉阴道肿物脱出1年就诊。患者产后着凉和活动过早。经常小腹坠痛，腰酸背痛，头晕乏力，白带量多。1年来间断服用补中益气丸，时好时发，稍增加活动量症状就加重，以致不能操持家务和正常工作。查舌质淡，少白苔，脉沉缓。妇科检查：外阴已产式，阴道通畅，宫颈光滑，宫颈外口下垂至阴道口处，但未超出阴道口，子宫正常大小，双侧附件未触及异常。

[诊断]子宫脱垂。

[辨证]气虚不摄，带脉失固。

[治法]益气固摄。

[方药]人参15g，黄芪50g，焦白术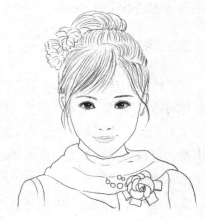
15g，升麻15g，陈皮15g，赤石脂15g，莲子20g，薏苡米20g，枳壳15g，诃子10g，炙甘草15g。每日1剂，水煎服。外用五倍子15g，诃子15g，煎汤熏洗。坚持治疗1个月后，症状明显好转，仅在劳累后有小
腹下坠感。改服补中益气丸，早、晚各1丸，配合提肛肌运动和胸膝卧式运动，3个月后妇科检查子宫位置恢复正常。日后生活、工作如常人。

第一节　诊断与鉴别诊断

一、概述

子宫从正常位置下降，子宫颈外口达坐骨棘以下水平，甚则子宫全部脱出于阴道口外，称子宫脱垂，常伴有阴道前后壁膨出。中医统称为阴挺，或称阴挺下脱。前者为子宫脱垂，后者为阴道壁膨出。中医古籍亦称"阴脱""阴颓""阴簹""阴菌""阴痔""产肠不收"等。是妇科常见病，常与产时损伤、产后调护不当等因素有关。

阴挺病证首见于《诸病源候论·妇人杂病诸候四》，载："胞络伤损，子脏虚冷，气下冲则令阴挺出，谓之下脱。亦有因产而用力偃气而阴下脱者。诊其

少阴脉浮动，浮则为虚，动则为悸，故令脱也。"巢元方总结正气内虚，临产损伤致阴挺的病因病机为后世医家所认同，也与西医学的子宫脱垂认识基本一致。《景岳全书·妇人规》描述阴挺的临床特征："妇人阴中突出如菌如芝，或挺出数寸，谓之阴挺。"提出"当以升补元气，固涩真阴为主"。至今不失为中医治疗阴挺的指导原则。历代医家对本病病因病机、辨证、治则及方药的论述，至今仍有较大的临床指导价值。

二、诊断

1. 病史　有分娩损伤、产程过长、产后过早负重劳动、产后调护不当等病史，或有慢性咳嗽、便秘，或盆腔内巨大肿瘤等增加腹压的病史。

2. 临床表现　外阴及阴户坠胀，自觉有物自阴道脱出，在站立过久、劳累或下蹲、负重后症状加重，经休息后可好转，尿频或大小便困难，甚则须用手将膨出的阴道脱出物上托后，方能得以大小便。长期摩擦可导致宫颈溃疡，甚至出血。溃疡继发感染时，有脓性分泌物渗出。

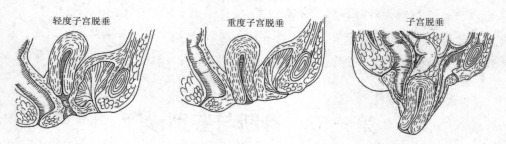

轻度子宫脱垂　　　　重度子宫脱垂　　　　子宫脱垂

3. 检查　妇科检查子宫正常大小，子宫颈外口位于坐骨棘水平以下，或阴道前后壁膨出，两侧附件无异常。以患者平卧用力向下屏气时子宫下降的最低点为分度标准，将子宫脱垂的程度分为3度。

Ⅰ度轻型：宫颈外口距处女膜缘<4cm，未达处女膜缘；重型：宫颈已达处女膜缘，阴道口可见宫颈。

Ⅱ度轻型：宫颈脱出阴道口，宫体仍在阴道内；重型：宫颈及部分宫体脱出阴道口。

Ⅲ度：宫颈与宫体全部脱出阴道口。

三、鉴别诊断

1．阴道壁囊肿　壁薄，呈囊性，界限清楚，位置固定不变，不能移动。

2．子宫颈延长　单纯子宫颈延长者可见于未产妇，前后阴道壁不脱出，前后穹窿部很高，子宫体仍在盆腔内。用子宫探针探测宫颈外口至宫颈内口的距离，即可确诊。

3．子宫黏膜下肌瘤或宫颈肌瘤为鲜红色球状块物，质硬，表面找不到宫颈口，但在其周围或一侧可扪及被扩张变薄的宫颈边缘。

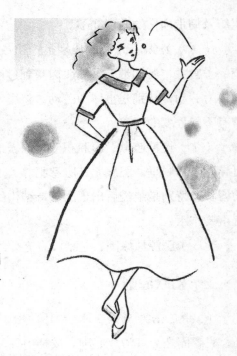

第二节　病因病理与治疗原则

一、病因病理

1．中医病因病机　中医学认为，子宫脱垂主要由于素体虚弱或产后体弱或早婚、多产等原因导致中气不足或肾气不足，无力固摄所致。本病"虚"为本，因虚致陷，因陷致脱。脾主肌肉，其气主升，胞络者系于肾，故胞络弛缓无力，当责之于脾，或责之于肾，或见脾肾两虚，精气不足。

病机以脾虚肾亏为主。产伤未复，中气不足，升提无权，带脉失约；年老体衰，肾气虚弱，冲任不固，系胞无力，导致子宫升提摄纳失司，此为虚证。脾肾亏损，湿浊内蕴，流注下焦，或体虚湿毒内侵，冲任、带脉失束，此为本虚标实证。

2．西医病因病理　西医学认为子宫主要依靠盆底组织及附着于子宫的4对韧带，特别是主韧带的维持，使子宫在盆腔内处于正常的前倾位置。如盆底支持组织损伤，韧带松弛，则子宫失去支持而沿阴道向下降导致子宫脱垂。影响盆底

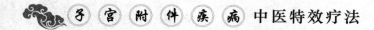

组织及韧带损伤的原因如下。

（1）妊娠、分娩，特别是产钳或胎吸困难的阴道分娩，可能会使盆腔筋膜、子宫主、骶韧带和盆底肌肉受到过度牵拉而削弱其支撑力量。若产后过早参加体力劳动，特别是重体力劳动，将影响盆底组织张力的恢复，导致未复旧的子宫有不同程度的下移。

（2）慢性咳嗽、腹腔积液、频繁地举重物或便秘而造成腹腔内压力增加，可导致子宫脱垂。肥胖尤其腹型肥胖，也可因腹压增加导致子宫脱垂。随着年龄的增长，特别是绝经后出现的支持结构的萎缩，在盆底松弛的发生或发展中也具有重要作用。

（3）医源性原因，包括没有充分纠正手术所造成的盆腔支持结构的缺损。

二、治疗原则

1．中医治疗原则　本病因体虚或产伤而致，属于虚证。虚者补之、陷者举之、脱者固之为其治疗原则。或补中气、或补肾气，佐以升提。病久体虚受邪，湿毒内侵，或湿热下注为虚中夹实。主要根据子宫脱垂程度及兼症舌脉辨其属气虚或肾虚。治疗应本着《内经》"虚者补之，陷者举之"的原则，以益气升提、补肾固脱为主。重度子宫脱垂宜中西医结合治疗。

2．西医治疗原则

（1）非手术疗法

①盆底肌肉锻炼和物理疗法：可增加盆底肌肉群的张力。盆底肌肉（肛提肌）锻炼，也称为Kegel锻炼。可用于所有程度子宫脱垂患者，重度手术可辅以盆底肌肉锻炼治疗。单独采用盆底肌肉锻炼治疗适用于子宫脱垂Ⅰ度者。嘱咐患者行收缩肛门运动，用力收缩盆底肌肉3秒以上后放松，每次10～15分钟，每日2～3次。辅助生物反馈治疗效果优于自身锻炼。

②放置子宫托：子宫托是一种支持子宫和阴道壁并使其维持在阴道内而不脱出的工具。子宫脱垂Ⅱ度和Ⅲ度患者均可使用。在患者全身状况不适宜手术；妊娠期和产后；手术前放置可促进膨出面溃疡的愈合时尤其适用子宫托治疗。

（2）手术治疗：子宫脱垂Ⅱ度和Ⅲ度患者可考虑手术治疗，根据患者年龄、生育要求及全身健康状况，个体化治疗。

通过使用子宫托矫正后屈法

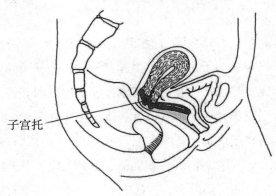

子宫托

第三节 治疗方法

一、内治法

（一）经典古方

1. 气虚证

［临床证候］子宫下移，或脱出阴道口外，劳则加剧，平卧则还纳，小腹下坠，神倦乏力，少气懒言，面色少华，舌淡，苔薄，脉缓弱。

［治法］补气升提。

［方药］补中益气汤加枳壳。

［组成］人参、黄芪、甘草、当归、陈皮、升麻、柴胡、白术。

［加减］若带下量多，色白质稀者，酌加山药、芡实、桑螵蛸以止带固脱。

2. 肾虚证

［临床证候］子宫下移，或脱出阴道口外，小腹下坠，小便频数或不利，腰酸膝软，头晕耳鸣，舌淡，苔薄，脉沉细。

［治法］补肾固脱。

［方药］大补元煎加鹿角胶、升麻、枳壳。

［组成］人参、山药、熟地黄、杜仲、当归、山茱萸、枸杞子、炙甘草。

［加减］若子宫脱出阴道口外，摩擦损伤，继发湿热证候，证见局部红肿溃烂，黄水淋漓，带下量多，色黄如脓，其气臭秽，不论气虚、肾虚，轻者可于原

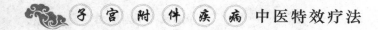

方酌加黄柏、苍术、土茯苓、车前子等清热利湿，重者可选用龙胆泻肝汤加减。

（二）名家名方

1. 岑观海诊治经验（已故广西合浦县名老中医）　岑氏治疗子宫脱垂，常以调理升降为法，岑老认为子宫脱出多因脾肾气虚，冲任不固，带脉失约，无力系胞所致。初起多无实热之征，脱出日久摩擦损伤，热邪外侵，湿浊下注，可见肿痛溃烂，故本病当以脾肾气虚为本，日久或见湿热内蕴之标。治疗上习用经验方益气升提汤，其药物组成是：高丽参9g，黄芪30g，肉苁蓉18g，续断、菟丝子、柏子仁各15g，白术、当归各10g，枳壳6g，升麻4.5g。岑老特别提出便秘为本病之一忌，必须治中有防，防治结合，故在方药运用上升中有降，益气固脱，润肠通便。

2. 陈少春诊治经验（杭州市中医院主任医师）　陈氏认为肾为生气之根，脾为生气之源，脾肾对子宫脱垂的影响较大，脾肾气虚，中气下陷，进而引起带脉失约，冲任不固，无力维系胞胎，进而使子宫脱垂。治疗上以健脾补肾、益气升提为本，从脾肾着手，补中益气兼以滋肾。但临床上如果遇脱垂的子宫破溃，分泌物量多，黄水淋漓者，则宜先治其标，从肝论治。陈老认为，子宫脱出阴道口，有破溃，阴道分泌物增多，黄水淋漓的现象也是由于阴虚阳亢、肝肾阴虚所致。治疗上根据"急则治其标，缓则治其本"的原则，在用收敛固涩药的基础上，考虑滋补肝肾之阴以清热。临证常用药物太子参30g，金樱子20g，柴胡、生黄芪、杜仲、淮山药、益智仁、炒枳壳、桑寄生、刺猬皮各15g，生地黄、熟地黄各12g，山茱萸、乌药、桑螵蛸、桔梗、川柏、知母各10g，炙甘草5g，每日1剂，水煎服。方中刺猬皮为陈老特色用药，《神农本草经》将其列为中品，味苦涩、性平，归大肠、胃、肾经，现代药理证实其有收敛止血、固精缩尿、化瘀止痛的作用。

（三）秘、验、单、偏方

1. 单方验方

（1）益气提宫方

［处方］炙黄芪50g，当归10g，川续断15g，山茱萸10g，炙升麻6g，炒枳实10g，诃子10g，全蝎粉（冲）6g。

［用法］水煎，每日1剂，早、晚分服。

（2）加味乌头汤

［处方］黄芪30g，麻黄20g，白芍、制川草乌（先煎）、川芎、黄芩、生地黄、生甘草各15g，蜂蜜（兑服）100g。

［用法］水煎服，每日1剂。

（3）枳实乌梅散：枳实、乌梅各等份研细末，每次5～8g，每日2次。

2. 内服效验方

（1）固托带脉方

［处方］桑寄生、黄芪、山药、椿根白皮各20g，海蛤粉（包）、龟甲胶（烊）、炒枳壳、炒白术、炒白芍、巴戟天、川续断、丹参、益母草、槟榔各15g，带壳荔枝6枚，升麻3g。子宫表面溃烂、黄水淋漓，加红藤、蒲公英各30g。

［用法］每日1剂，水煎服，分2次口服。

（2）胡芦巴丸

［处方］胡芦巴、紫石英、巴戟天各12g，吴茱萸、小茴香各3g，枳实9g，当归10g，川芎、炙甘草各6g。偏气虚者加别直参9g，生黄芪20g；腰酸者加炒杜仲20g，川续断10g；兼有黄色带下加黄柏10g；大便干结加甜苁蓉20g。

［用法］每日1剂，水煎服，分2次口服。

3. 秘方、偏方

（1）棉花根60g，枳壳30g。水煎服，每日1剂，连服7天。此方适用于气虚型。

（2）金樱子根60g。水煎服，每日1剂，连服7天。此方适用于肾气不足型。

（3）升麻15g，枳壳30g。水煎服，每日1剂，可连续服用，此方适于气虚型。

（4）枳壳30g，黄芪10g，炙甘草10g。水煎服，每日1剂。此方适于气虚型。

（5）白胡椒、附子、元桂、白芍、党参各20g，以上五味共研细末，加红糖60g，和匀分成30包，每早、晚空腹服1包，服前先饮少量黄酒或1小杯白酒，15天为1个疗程。病重者另用五倍子100g，椿根皮100g，煎汤熏洗数次，服药期间忌食生冷。避免疲劳。

（6）锁阳15g，木通、车前子、甘草、五味子各9g，大枣3枚，水煎服。适于Ⅱ度子宫脱垂。

（7）鸡蛋1枚，在蛋壳上开一小口，将升麻9g研细末放入鸡蛋内搅匀，用白纸封口，蒸熟服食，每日1次。

（四）中成药

1. 补中益气丸，每次6～9g，每日3次，温水送服。适用于子宫脱垂伴有气短、懒言、乏力、自汗、便溏者。

2. 金匮肾气丸，每次6～9g，每日3次，温水送服。适用于子宫脱垂伴有腰酸膝软、怕冷、性欲低下、小便清长或五更泻者。

3. 知柏地黄丸，每次6～9g，每日3次，温水送服。适用于子宫脱垂伴有心烦、腰酸、大便干、带下黄臭者。

4. 人参健脾丸，每次6～9g，每日3次，温水送服。适用于气虚型子宫脱垂。

5. 人参鹿茸丸，每次6～9g，每日3次，温水送服。适用于肾虚型子宫脱垂。

（五）西药治疗

西药主要用于溃疡的局部治疗，子宫脱垂局部摩擦而产生局部的溃疡和继发感染。一般采用卧床休息，局部用1：5000高锰酸钾或1：1000新洁尔灭溶液进行清洗，涂抹红霉素或金霉素药膏，适当加用雌激素软膏，也可配合红外线理疗，每日1次，促使溃疡愈合。

二、外治法

（一）理疗

采用低频电疗方法，取穴①腹部：维胞、归来、关元、中极、曲骨。②腰骶部：八髎、长强。③下肢：足三里、阴陵泉、三阴交。先将电极棒用四层纱布包裹，生理盐水润湿后平置于穴位上，压紧电机打开电源，先用感应电治疗，然后再用直流电正极单机治疗。感应电不分正负极，两极分别置于上述各穴位，先通过8～12V感应电0.5～1分钟，直流电各穴位通以25～75mA。直流电负极为无效电极，以8～12层纱布作垫，放于各穴位同侧附近，正极作治疗，电极分别置于上述各穴位上迅速开关3～5次。治疗Ⅱ度、Ⅲ度子宫脱垂时，先将子宫纳入阴道内或用子宫托辅以治疗，可提高疗效。治疗过程中，手压力要均匀，取穴要准确。电流量的大小，因每个人感受性而不同，以见局部肌肉蠕动性收缩为适宜。每日或隔日电疗1次，7次为1个疗程，一个疗程后休息2～3天，未愈者可继续第2个疗程。

（二）推拿按摩

1. 按摩

治疗原则：健脾补肾、益气升提。

（1）摩腹：仰卧，用手掌于小腹部做顺时针摩法2分钟。

（2）按揉气海穴：仰卧，用中指指端按揉气海穴2分钟。

（3）按揉关元穴：仰卧，用中指指端按揉关元穴2分钟。

（4）按揉中极穴：仰卧，用中指指端按揉中极穴2分钟。

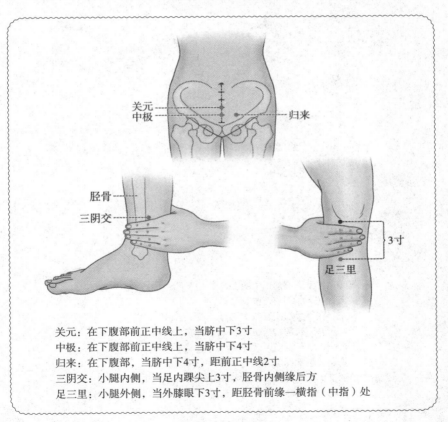

关元：在下腹部前正中线上，当脐中下3寸
中极：在下腹部前正中线上，当脐中下4寸
归来：在下腹部，当脐中下4寸，距前正中线2寸
三阴交：小腿内侧，当足内踝尖上3寸，胫骨内侧缘后方
足三里：小腿外侧，当外膝眼下3寸，距胫骨前缘一横指（中指）处

（5）按揉子宫穴：仰卧，用中指指端揉按子宫穴2分钟。

（6）按揉提托穴：患者仰卧，术者用中指指端揉按患者脐下3寸，旁开4寸

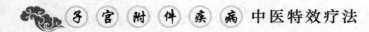

的提托穴2分钟。

（7）按揉维胞穴：仰卧，用中指指端按揉髂前上棘下方凹陷处、平关元穴的维胞穴2分钟。

（8）按揉三阴交穴：用拇指指端按揉三阴交穴2分钟。

（9）按揉肾俞穴：患者俯卧，术者用双手拇指或一手示指和中指指端按揉患者的肾俞穴2分钟。

（10）擦八髎穴：患者俯卧，术者以小鱼际擦患者八髎穴处擦法2分钟。

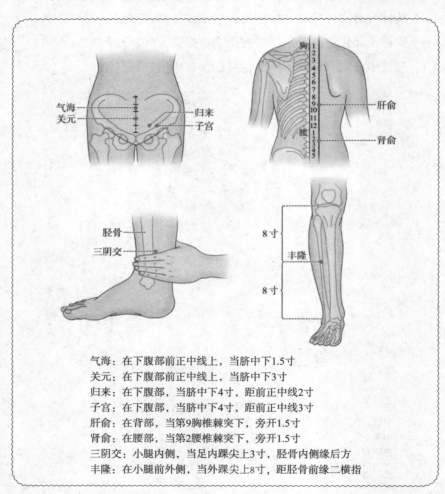

气海：在下腹部前正中线上，当脐中下1.5寸
关元：在下腹部前正中线上，当脐中下3寸
归来：在下腹部，当脐中下4寸，距前正中线2寸
子宫：在下腹部，当脐中下4寸，距前正中线3寸
肝俞：在背部，当第9胸椎棘突下，旁开1.5寸
肾俞：在腰部，当第2腰椎棘突下，旁开1.5寸
三阴交：小腿内侧，当足内踝尖上3寸，胫骨内侧缘后方
丰隆：在小腿前外侧，当外踝尖上8寸，距胫骨前缘二横指

中气下陷者加以下步骤：

（1）揉按百会穴：用中指指端揉按头顶的百会穴1分钟。

（2）揉按中脘穴：仰卧，用中指指端揉按中脘穴1分钟。

（3）揉按足三里穴：用中指指端按揉足三里穴1分钟。

（4）揉按阴陵泉穴：用中指指端揉按阴陵泉穴1分钟。

（5）揉按脾俞穴：患者俯卧，术者用双手拇指或一手示指和中指指端按揉患者的脾俞穴1分钟。

（6）揉按胃俞穴：患者俯卧，术者用双手拇指或一手示指和中指指端按揉患者的胃俞穴1分钟。

肾虚者加以下步骤：

（1）揉按命门穴：患者俯卧，术者用双手拇指或一手示指和中指指端按揉患者命门穴1分钟。

（2）揉按大赫穴：患者仰卧，术者用中指指端揉按患者中极穴旁开0.5寸的大赫穴1分钟。

（3）按揉太溪穴：用拇指指端按揉太溪穴1分钟。

2. 推拿

处方一：中脘、气海、关元、维道、脾俞、肾俞、命门、长强。

［操作］患者仰卧位，两下肢微屈，医者立于一侧，用一指禅推法或按揉法沿中脘、气海、关元操作，约5分钟，然后重点在小腹进行逆时针摩腹、揉脐10分钟，按揉维道、归来、带脉各30秒，用掌根自耻骨边缘向上推至脐，反复20次，用双手的拇指、示指、中指分别对称用力捏拿两侧的腹外斜肌3～5次。再用一指禅推法或按揉法施于脾俞、肾俞、大肠俞、小肠俞、关元俞、胞肓、长强各30秒，然后直擦督脉、横擦命门、八髎，以透热为度。

处方二：中极、曲骨、归来、子宫、血海、阴陵泉。

［操作］让患者仰卧于治疗床上，施术者站其身旁，先用手掌着力，反复进行轻柔地抚摩腹部，并反复自小腹向上推揉。再用中指点揉中极、曲骨、归来、子宫等穴。再用双手反复拿揉腹部，并抓而提之，提而颤之，反复5～6次。再用双手四指尖反复交替着力，自曲骨穴向上托举小腹部7～8遍。再捏揉大腿内侧阴廉、急脉等穴及血海、阴陵泉、足三里、三阴交、太冲等穴，用力要柔和持续，可使子宫有上提之感觉。然后，让患者翻身呈俯卧位，术者用手掌着力，反复按摩搓揉腰骶部7～8遍。再用拇指点揉肾俞、命门、秩边、承扶等穴，各约30秒。

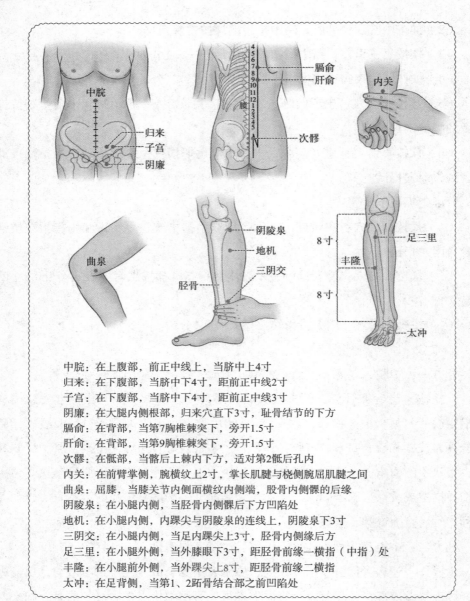

中脘：在上腹部，前正中线上，当脐中上4寸
归来：在下腹部，当脐中下4寸，距前正中线2寸
子宫：在下腹部，当脐中下4寸，距前正中线3寸
阴廉：在大腿内侧根部，归来穴直下3寸，耻骨结节的下方
膈俞：在背部，当第7胸椎棘突下，旁开1.5寸
肝俞：在背部，当第9胸椎棘突下，旁开1.5寸
次髎：在骶部，当髂后上棘内下方，适对第2骶后孔内
内关：在前臂掌侧，腕横纹上2寸，掌长肌腱与桡侧腕屈肌腱之间
曲泉：屈膝，当膝关节内侧面横纹内侧端，股骨内侧髁的后缘
阴陵泉：在小腿内侧，当胫骨内侧髁后下方凹陷处
地机：在小腿内侧，内踝尖与阴陵泉的连线上，阴陵泉下3寸
三阴交：在小腿内侧，当足内踝尖上3寸，胫骨内侧缘后方
足三里：在小腿外侧，当外膝眼下3寸，距胫骨前缘一横指（中指）处
丰隆：在小腿前外侧，当外踝尖上8寸，距胫骨前缘二横指
太冲：在足背侧，当第1、2跖骨结合部之前凹陷处

处方三：中极、关元、维道、气海、三焦俞、脾俞、归来等。

［操作］先用禅推法施治于中极、关元、气海、维道穴，每穴2分钟；然后用掌摩下腹部，约5分钟，用拇指按揉百会穴和双侧足三里穴，每穴约2分钟；再用双手的拇指、示、中指分别对称用力捏拿两侧的腹外斜肌3～5次；接着用拇指按揉肾俞、命门、长强穴，每穴2分钟，最后擦双侧肾俞穴和命门穴，以透热

为度。中气不足者，加按揉中脘、脾俞、胃俞、三焦俞穴，各2分钟；肾气不足者，加按揉归来、大赫、照海、曲泉、肝俞穴，各2分钟。

处方四：背部督脉各穴。

［操作］施术者先用左手拇指指腹与示指中节，或与其余四指指腹相对，挟持于患者背部脊椎，由长强穴起，沿脊柱正中捏至大椎处10次，然后换右手同样做10次，每日1次，10次为1个疗程。

（三）艾灸

1.隔物灸

处方一：百会、关元、气海、归来、提托、肾俞。

［操作］取0.2cm厚的鲜姜片3～4片，用针穿刺数孔，置于穴位上，然后置小艾炷或中等艾炷于姜片上点燃施灸，每次每穴灸3～4壮，每次选3～4穴，每日或隔日1次，10次为1个疗程，疗程间隔4～5天。

处方二：神阙。

［操作］取适量食盐，炒后研细，撒在神阙穴上，以填平脐窝为度，然后放上1壮黄豆粒大小的艾炷点燃，每次施灸7～10壮，隔日1次，7次为1个疗程。

2.麦粒灸

［处方］气海、关元、三阴交、百会。

［操作］麦粒灸，每穴5～7壮，隔日1次，10次为1个疗程。

3.温筒灸

［处方］会阴部。

［操作］将内装艾绒的圆锥式温筒灸器置于患者会阴下，将点燃的艾卷放入筒内，引燃艾绒熏灸会阴部，每日1次，每次20分钟，10次为1个疗程。

4.温和灸

［处方］主穴取百会、长强、关元、气海、阴交、三阴交；配穴取八髎、命门、肾俞、天枢、石门、中极、归来、大椎、足三里。

［操作］先将艾绒装在1尺长的筒内，将点燃的艾卷放入筒内，并引燃筒内的艾绒，使患者做膝肘卧式进行熏灸。每次先灸主穴各2～3分钟，交替选配穴2～3个。每日2次，每次30分钟。

（四）贴敷

处方一：百会、关元、神阙。

[操作] 将新鲜蓖麻仁60g捣烂，以等量面粉调和捏成五分硬币大小药饼，置穴位上，外用敷料罩盖。贴药数小时子宫有收缩感后即去药饼。

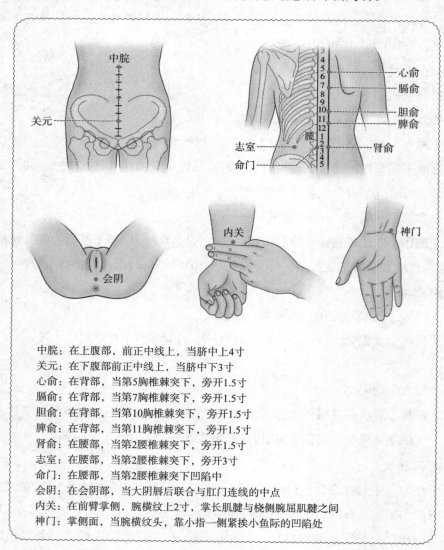

中脘：在上腹部，前正中线上，当脐中上4寸
关元：在下腹部前正中线上，当脐中下3寸
心俞：在背部，当第5胸椎棘突下，旁开1.5寸
膈俞：在背部，当第7胸椎棘突下，旁开1.5寸
胆俞：在背部，当第10胸椎棘突下，旁开1.5寸
脾俞：在背部，当第11胸椎棘突下，旁开1.5寸
肾俞：在腰部，当第2腰椎棘突下，旁开1.5寸
志室：在腰部，当第2腰椎棘突下，旁开3寸
命门：在腰部，当第2腰椎棘突下凹陷中
会阴：在会阴部，当大阴唇后联合与肛门连线的中点
内关：在前臂掌侧，腕横纹上2寸，掌长肌腱与桡侧腕屈肌腱之间
神门：掌侧面，当腕横纹头，靠小指一侧紧挨小鱼际的凹陷处

处方二：百会、肾俞、命门、子宫、关元、三阴交。

[操作] 药物制备：益母草30g，狗脊21g，女贞子30g，熟地黄15g，吴茱萸21g，干姜15g，共研细末。每次取1/3的药面。加黄酒调成糊状，分别摊在大小

适当的5～6块胶布上，每次取3～4个穴（对称穴取双侧），将有药膏的胶布贴敷在穴位上，12小时左右取下或待药干燥后取下，隔日1次，10次为1个疗程。

处方三：百会穴。

［操作］药物：蓖麻子15g，枳壳15g，黄柏15g，生姜3片，同捣烂，取适量外敷在百会穴。此方适于肾虚型。

（五）拔罐、刺血

1. 取穴：肺俞、心俞、天枢、肝俞、脾俞、胃俞、第12胸椎至骶尾脊柱中线及两旁的膀胱经内侧循行线灵台。方法：采用单纯罐法。第12胸椎以下督脉及两侧膀胱经，采用密排罐法，其中骶区的上、次、中、下髎先行三棱针点刺法，留罐20分钟，2～3日施术1次，12次为1个疗程。一般4～5次可见效。

2. 取穴：腰俞、阴陵泉。操作：常规消毒，用三棱针点刺出血5ml，每周1～2次。

（六）刮痧

［取穴］百会、脾俞、肾俞、维道、气海、足三里、三阴交、太冲。

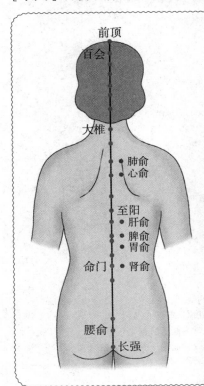

肺俞：在背部，当第3胸椎棘突下，旁开1.5寸
心俞：在背部，当第5胸椎棘突下，旁开1.5寸
肝俞：在背部，当第9胸椎棘突下，旁开1.5寸
脾俞：在背部，当第11胸椎棘突下，旁开1.5寸
胃俞：在背部，当第12胸椎棘突下，旁开1.5寸
肾俞：在腰部，当第2腰椎棘突下，旁开1.5寸

［用法］采用直接刮法。

［工具］采用水牛角刮痧板，介质采用红花油。

［顺序］刮头部百会；刮背部脾俞、肾俞；刮腹部维道；点揉腹部气海；刮下肢部足三里、三阴交、足部太冲。

［操作］在头部百会，背部脾俞、肾俞，腹部维道，下肢部足三里、三阴交，足部太冲等穴位处均匀涂抹红花油，用水牛角刮痧板进行刮拭，脾俞、肾俞、维道、足三里用平刮法，百会和太冲用角刮法，三阴交用斜刮法，腹部的气海用拇指揉法。

手法：采用补法。

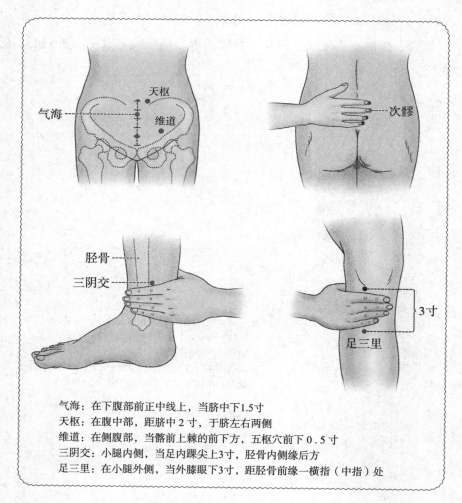

气海：在下腹部前正中线上，当脐中下1.5寸

天枢：在腹中部，距脐中 2 寸，于脐左右两侧

维道：在侧腹部，当髂前上棘的前下方，五枢穴前下 0.5 寸

三阴交：小腿内侧，当足内踝尖上3寸，胫骨内侧缘后方

足三里：在小腿外侧，当外膝眼下3寸，距胫骨前缘一横指（中指）处

注意：术后要平卧30分钟。平时要慎劳累。

（七）针刺

1. 毫针法

处方一：气海、百会、维道、足三里。

［操作］针刺得气后行提插捻转补泻法，留针时间较长，气海向下斜刺1.5～2寸，维道向内下斜刺，使针感达少腹部。百会穴以灸为主。每日1次，10次为1个疗程。本法适用于气虚型。

处方二：百会、气海、关元、维胞、足三里。

［操作］百会针尖朝前沿皮刺，进针约1寸，施捻转补法，或仅用艾条悬灸。气海、关元针尖朝下斜刺，针深1～1.5寸，施提插捻转补法。足三里直刺，进针1～1.5寸，施提插补法。以上各穴均可针后施灸。维胞进针1.5～2寸，施捻搓补法，使受术者腹部有抽动感为佳。每日1次。本法适用于中气下陷型。

处方三：足三里、百会、气海、三阴交、维道。

［操作］针刺气海、维道时针尖向耻骨联合方向，使针感放散到会阴部，诸穴均用补法，留针30分钟，也可配合艾灸。每日1次。本法适用于气虚型。

处方四：关元、大赫、子宫、肾俞、照海。

［操作］针刺关元、子宫时针尖向耻骨联合方向，使针感放散到会阴部，诸穴均用补法，留针30分钟。每日1次。本法适用于肾虚型。

处方五：大赫、关元、照海、维胞。

［操作］大赫直刺，进针1～1.5寸，施提插或捻转补法。关元针尖略朝下，进针1～1.5寸，施捻转补法。照海进针0.5～1寸，施捻转补法。维胞进针1.5～2寸，施捻搓补法，使受术者腹部有抽动感为佳。隔日1次。本法适用于肾虚型。

处方六：三阴交、关元、大赫、子宫。

［操作］穴位常规消毒针刺，得气后行提插捻转补泻法。子宫穴强刺激，使患者有子宫上抽感。每日或隔日1次。本法适用于肾虚型。

处方七：中极、带脉、次髎、曲泉、阴陵泉、大敦。

［操作］针刺中极、带脉、次髎时应使针刺感应放散到会阴部。诸穴均用泻法，留针20分钟，并间歇行针，隔日1次。本法适用于湿热下注型。

处方八：百会、气海、维道、足三里、三阴交。

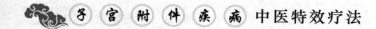

［操作］患者仰卧，子宫颈脱出阴道口外者，先还纳后再行针刺。针刺气海、维道时针尖向耻骨联合方向，使针感放散到会阴部，可采用单向捻转法，使肌纤维缠绕针身，然后缓慢提针，若肌纤维松脱，再行单向捻转，出针过程持续5分钟。百会穴可以用艾条温和灸，余穴用补法。隔日1次，10次为1个疗程。

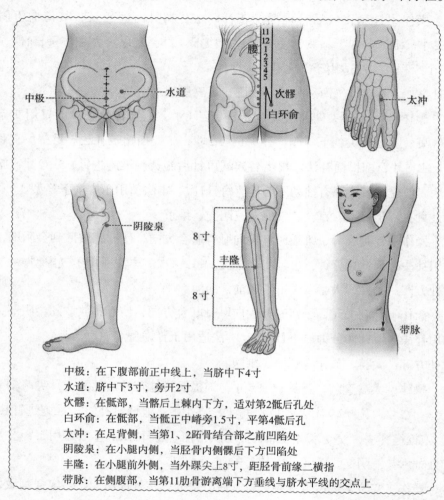

中极：在下腹部前正中线上，当脐中下4寸
水道：脐中下3寸，旁开2寸
次髎：在骶部，当髂后上棘内下方，适对第2骶后孔处
白环俞：在骶部，当骶正中嵴旁1.5寸，平第4骶后孔
太冲：在足背侧，当第1、2跖骨结合部之前凹陷处
阴陵泉：在小腿内侧，当胫骨内侧髁后下方凹陷处
丰隆：在小腿前外侧，当外踝尖上8寸，距胫骨前缘二横指
带脉：在侧腹部，当第11肋骨游离端下方垂线与脐水平线的交点上

处方九：子宫穴（前上棘与耻骨结节中点内一横指）。长强、会阴、三阴交、阴陵泉、百会、太冲。

［操作］膀胱膨出者，加关元透曲骨，或针刺横骨（双）。直肠膨出者，在肛门旁开0.5寸处，深刺提肛肌，进针3寸左右，以肛门有发热上抽感为宜。每周针刺2～3次、2～3周为1个疗程。

2. 芒针法

处方一：子宫、提托、气海、带脉。

［操作］每次选用1个穴，选用5～8寸长毫针，针尖朝向耻骨联合方向，针深达脂肪下肌层，横行刺入肌层，反复捻转，使患者会阴和小腹有抽动感，或单向捻针，使肌纤维缠绕针身后，再缓慢提针。隔日1次。

处方二：维道、维胞、维宫。配穴：三阴交、阳陵泉、足三里等。

［操作］三穴交替使用，每次1穴，针刺时针尖朝耻骨联合方向，深达脂肪下层，双侧同时进针捻转，幅度、频率由小到大，由慢到快，以病人能接受为宜。使会阴部和小腹部有明显的抽动感。每日1次，10～15次为1个疗程。

处方三：子宫、气海、关元、带脉、三阴交。

［操作］针刺腹部穴位可选5～8寸长针，针尖朝耻骨联合方向，针深达脂肪下肌层，行强刺激手法，使会阴部和小腹部有抽动感，隔日针刺1次。

3. 耳针法

处方一：子宫、皮质下、交感、外生殖器、脾、肾。

［操作］每次选3～4穴，或用毫针针刺，留针20分钟，间歇捻转。或在耳针上接电针仪，通电15分钟，隔日治疗1次，或在耳穴上埋针埋丸，每日按压数次。

处方二：皮质下、内生殖器、交感、脾、肾。

［操作］每次选2～3穴，毫针弱刺激，每次20分钟，或压子法、压磁法。

处方三：子宫、外生殖器、肝、脾。

［操作］用30号不锈钢毫针捻转刺入穴位，留针20分钟左右，每日或隔日1次，10次为1个疗程。也可以用丸压法施治。

神门　内生殖器
交感
肾
肝
脾
内分泌
皮质下

△被遮盖的以点表示的穴位
----- 内侧面穴区线

4. 头针法

［处方］足运感区、生殖区。

［操作］用1.5寸长毫针沿皮刺入，留针20分钟，留针中间歇快速捻转行针2

次，或用电针仪通电20分钟，隔日1次，10次为1个疗程。

5. 电针法

处方一：主穴：维胞、子宫、维道、中极、三阴交；配穴：百会、气海、关元、足三里、太冲。

［操作］维胞穴针刺方向和腹股沟平行，斜刺2～3寸，针感最好散至会阴部。病人出现小腹酸胀，子宫有收缩上提感。子宫穴直刺或向耻骨联合方向呈45°角斜刺，病人感觉下腹部酸胀，有时可向外生殖器放散。电针治疗选用断续波或疏密波，频率为20～30/分，中度刺激，每次通电15～30分钟，隔日1次，10次为1个疗程，疗程间隔7天。

处方二：维胞、子宫、维道、关元、中极、足三里、三阴交。

［操作］针刺维胞、子宫穴时针尖向子宫方向，使针感扩散到会阴部。电针选用断续波或疏密波，频率为20～30/分，中等程度刺激，每次通电15～30分钟，隔日1次，10次为1个疗程。

（八）穴位注射法

处方一：维胞、子宫、关元、足三里、三阴交、八髎。

［操作］药物：红花、当归、川芎注射液。每次选3～4穴，腹部、骶部腧穴进针后要求会阴部有酸胀针感，每穴注射药液2ml，隔日治疗1次，10次为1个疗程。

处方二：肝俞、脾俞、足三里、三阴交、提托。

［操作］用5%当归液或红花液，每穴注入0.5～1ml。两侧交替取穴，10次为1个疗程。

处方三：主穴取百会、气海、维道、足三里、三阴交。肾虚加关元、大赫、肾俞、照海；湿热下注加中极、次髎、曲泉、阴陵泉、大敦；伴有膀胱膨出加曲骨、横骨；直肠膨出加会阳、承山。

［操作］每次选用2～3穴，用黄芪注射液、当归注射液、胎盘注射液等，每穴注入药液2ml，隔日1次，10次为1个疗程。

处方四：关元、石门、维胞。

［操作］用麦角新碱注射液0.2mg，每次1穴，间隔2～7天。

处方五：足三里、提托、三阴交。

［操作］用5%当归注射液或胎盘组织液，在每穴注入0.5～1ml，隔日1次，10次为1个疗程。

处方六：维道、脾俞、三阴交、提托、气海。

［操作］每穴注射当归或补骨脂注射液0.5～1ml，隔日1次，10次为1个疗程。

处方七：足三里、三阴交。

［操作］用当归注射液，每穴注入0.5～1ml，每日1次，每次1穴，7天为1个疗程。

（九）熏洗、阴道上药

1. 枯矾、五倍子各等量为细末。用消毒纱布包本药10g纳入阴道内，24小时后取出。此方阴道干涩者不宜用。

2. 丹参15g，五倍子10g，诃子肉10g。水煎后先熏后洗外阴，每日2～3次。此方适于子宫脱垂日久不易回收者。

3. 蛇床子60g，乌梅50g。水煎后熏洗外阴。此方适于子宫脱垂伴有带下色黄阴痒者。

4. 双花、紫花地丁、蒲公英、蛇床子各30g，苦参15g，黄柏12g，黄连5g，枯矾10g，煎汤熏洗外阴，每日2次。此方适于子宫脱垂伴有感染，湿热下注者。

5. 棕榈皮100g，煎汤熏洗外阴，每日3次。

6. 党参20g，黄芪、云苓各15g，白术3g，当归10g，枳壳30g。水煎服。小便频数者加益智仁10g，有糜烂溃疡者加鱼腥草30g，苦参60g。水煎去渣，熏洗患处，每日3～6次，1～6天用药1剂。

7. 乌梅15g，石榴皮9g，五倍子9g，将上药煎水趁热先熏后洗外阴部，每天1～2次，连用数天。

8. 韭菜根适量煎水，放盆内趁热坐熏，每日2次。逐渐收缩至愈为止。

9. 炙黄芪50～200g，党参25～100g，当归、炙升麻各15g，枳壳、益母草各25g，水煎每日1剂，以10剂为1个疗程，轻者1个疗程，重者3个疗程，另外用蛇床子15g，枳壳25g，益母草15g，共煎浓汤，熏洗局部。如有糜烂或溃疡，可加入黄柏、金银花各25g。

10. 核桃皮水煎外洗。有较强的促进子宫肌肉收缩和收敛作用，并有祛湿杀虫之功。

11. 鲜马齿苋100g，蒲公英50g，枯矾10g，水煎温洗。用于黄水淋漓者。

（十）穴位埋线和埋藏法

处方一：胃俞透脾俞、曲骨透横骨、中极透关元、中脘透上脘。

［操作］依法埋入羊肠线2～3cm，20～30天后再埋植1次。

处方二：子宫。

［操作］用20号腰椎穿刺针刺入穴位，将"00"号肠线1.5～2cm推入穴内，隔10～15日重新治疗1次。

处方三：肾俞透气海俞、曲骨透横骨、关元透中极、带脉透维道。

［操作］每次选用2组穴位，依次埋入2～3cm长的羊肠线，20天后再植1次。

处方四：子宫、中极。

［操作］穴位切开后，放入消毒的不锈钢圈或白胡椒，或刺激结扎。

处方五：关元、足三里。

［操作］用30号不锈钢针加工制成的皮内针在指定穴位刺入，然后沿皮刺0.5～1寸深，针柄用胶布固定在皮肤上，埋针时间可掌握在3天左右，5次为1个疗程，疗程间隔5天。

（十一）子午流注针法

［处方］大都、行间。

［操作］于午时补大都，于丑时泻行间。每日1次，10次为1个疗程。

三、临床治疗心得

子宫脱垂是妇科常见病，中医学又将本病称"阴挺""阴下脱""阴菌"等。子宫脱垂患者多有分娩损伤、产程过长、产后过早负重劳动、产后调护不当等病史，或有慢性咳嗽、便秘，盆腔内巨大肿瘤等增加腹压的病史。患本病后可感觉有物自阴道脱出，在站立过久、劳累或下蹲、负重后症状加重，经休息后可好转。

该病发病原因较为明确，从西医角度分析，当盆底支持组织损伤，韧带松弛，则子宫失去支持而沿阴道向下降导致子宫脱垂，故本病发生于影响盆底组织及韧带损伤的原因密切相关。而从中医角度分析认为子宫脱垂主要由于素体虚弱或产后体弱或早婚、多产等原因导致中气不足或肾气不足，无力固摄所致。

"肾为生气之根，脾为生气之源"，脾肾对子宫脱垂的影响较大，因此，笔者在临床上治疗本病时以健脾补肾，益气升提为主，Ⅱ度及Ⅲ度子宫脱垂予以中西医结合疗法。多拟补中益气汤加枳壳为主方，方中升中有降，益气固脱，合并肾虚患者，常在补中益气同时兼以滋肾之品；如合并局部溃疡，多嘱患者卧床休息，局部用1∶5000高锰酸钾清洗，涂抹红霉药膏，适当加用雌激素软膏，并配合红外线理疗促使溃疡愈合。在治疗本病时，笔者还会根据患者子宫脱垂程度，给患者制定相应的康复治疗，嘱患者进行盆底肌肉锻炼，配合针刺（百会、气海、足三里等）及艾灸（神阙）增强治疗效果。

第四节　生活起居

一、起居

1.注重产后保健，新产后2个月内应多卧床休息，不应太早下床。在规定的休养期内，不可从事久蹲、担、抬、搬提等重体力劳动。避免过早操劳，尤其是久站、负重及下蹲等。

2.老年妇女有慢性咳嗽或习惯性便秘者，要积极治疗。

3.老年妇女应多食蔬菜水果，保持大便通畅。多做缩肛运动，提高盆底肌肉张力。

4.患者应注意外阴清洁，防止继发感染。

5.注意休息。子宫脱垂Ⅲ度的病人，在服药期间，多卧床休息，每天不少于20小时。一般到子宫缩回正常，还要卧床休息1个月。以后也避免干重体力劳动。

6.注意外阴部的清洁，每天至少用温水坐浴1次，一方面可保持脱出的子宫颈或全部子宫的清洁卫生，尽量减轻糜烂、感染，另一方面通过温水坐浴可对子宫的回缩有帮助。要注意水温不可过高，以免烫伤，加重病情。

二、饮食

营养不良是引起子宫脱垂的主要原因之一，平日应多吃瘦肉、鸡蛋、牛奶、豆腐、大米、馒头、红薯、土豆、山药、鲜藕、黑木耳、蘑菇、猪大肠、羊肉、狗肉、老母鸡、核桃仁、栗子、枸杞子、山茱萸、龙眼肉、莲子、芡实、红糖等补益气血，增强营养。

1. 金樱子根60g，生黄芪20g，母鸡1只，去肠杂将上两药纳入腹中，兑入少许黄酒、加水炖熟食。

2. 猪大肠300g，黑芝麻300g，升麻30g，炖烂分开服。

3. 乌贼鱼1000g，连骨一起焙干，研粉，用黄酒冲送。每次50g，每日1次。

4. 母鸡1只，棉花根、益母草、炙黄芪各30g，金樱子、蓖麻根各50g，将鸡洗净切块，将上药用纱包包好同炖至烂熟后去药渣调味。分次吃鸡喝汤，隔日1次，连服8～10次。本方适用于气虚型子宫脱垂。

5. 公鸡1只（约500g），何首乌30g，调料适量，先将鸡洗净、首乌研末，用白布包好首乌末纳入鸡腹内；隔水炖鸡至烂熟，取出首乌末，加调料调味，喝汤吃鸡肉，1天分2次吃完，连服10～15次。

6. 乳鸽1只，炙黄芪30g，枸杞子30g，将乳鸽洗净切块，药物用白布包好、放炖盅内加水适量，隔水炖热，去药渣、饮汤吃鸽肉。隔天1次，连服10～15次。

7. 鸡蛋3枚，何首乌30g，山茱萸9g，水煎首乌、山茱萸，去渣，入鸡蛋煮熟后调味服食，早、晚各1次，连服10天。

8. 绿豆、糯米各5g，猪大肠250g，先将猪肠洗净，然后将浸泡过的绿豆、糯米放入猪肠内（猪肠内要有少许水，以便绿豆和糯米发开）两端用绳扎紧、用砂锅加水煮2小时左右，烂熟后服食，每天1次，连服10～15天。

9. 黄鳝1条，红糖9g，将黄鳝洗净，用新瓦焙枯，拌红糖研末，温开水送服，隔日1次，连服10～15次。

10. 老南瓜蒂6个，将瓜蒂对半剖开，煎取浓汁顿服。每日1次，5日为1个疗程，经反复验证效果良好。

11. 山药薏米粥：山药50g，薏苡仁100g，芝麻（炒熟）20g。将山药与薏苡仁加水后共煮成粥，加入炒好的芝麻拌匀，饮粥，每次1小碗，每日3次，连服3～5个月。适用于气虚者。

12. 赤豆红糖小米粥：赤小豆30g，小米60g，红糖适量。将上三物加水后慢火熬成粥，每服1小碗，每日3次。适用于子宫脱出部分有红肿、渗出物较多者。

三、活动、运动

为了保证产后身体健康和健美，预防子宫脱垂，增加身体抵抗力，实行产后体操锻炼是非常必要的。产后体操的条件是：正常分娩会阴无缝线，产后一切正常。从产后第1天就可以做提肛肌和腹直肌运动，每次5～15分钟。于产后第21天始可做胸膝卧式运动。几种运动方法如下。

1. 提肛肌运动　仰卧，屈膝，全身放松，将舌尖轻抵上腭，双唇轻闭，配合吸气时向上收提肛门，双手顺着躯干放平。用双足及肩胛部支撑住身体，把臀部夹起来，收紧肛门，同时吸气，放下臀部时呼气，同时放松肛门。每天2～3次，每次15分钟。

2. 腹直肌运动　仰卧位，双手交叉放在脑后，双足不动，上身抬起尽量前俯，同时呼气，慢慢躺下时吸气。

3. 胸膝卧式运动　俯卧位，胸部贴床铺，头偏向一侧，双手放于身体两侧，双腿跪起，两膝分开，腿与床面成直角。此种运动可由少到多，逐渐延长运动时间，但最多不超过20分钟。

4. 做下蹲动作　这有利于子宫收缩。方法：双手扶住床边，双脚并拢，做下蹲与起立动作。每天1～2次，每次完成5～15组动作，但必须注意不要长时间保持下蹲姿势；否则反而会导致子宫脱垂。

更年期妇女由于肌张力低下，也会发生子宫脱垂，所以应当特别注意锻炼身体，增强体质，可行气功锻炼：内养功，采取卧式，第一种呼吸法，意守丹田或意守会阴穴。功中或功毕配合保健按摩法。每日练功2～4次，每次练30～50分钟。Ⅱ度至Ⅲ度脱垂者可在每次练内养功前先练吸抵抓闭四字诀5分钟，以提肛呼吸为主。配合保健功搓肾俞、搓尾闾、会阴指压点穴。太极内功的靠卧式，抓闭呼吸，意守命门。每日练3～4次，每次5～10分钟。

运动锻炼，该病重在加强腹肌锻炼。一则增强体质，再则锻炼后使腹部松弛的肌肉增强紧张度，有利于脱垂子宫的复位。

四、服药及饮食忌口

1. 不要吃寒性易引起下坠的水产品　蚌肉、田螺、蛏子等水产品性寒，食用后会伤脾气，进一步加重病情，使子宫脱垂难以恢复。其他如螃蟹、蛇、甲鱼等均有寒性下坠的作用，易造成子宫虚冷下垂。

2. 不要吃滑利之蔬菜　冬瓜、黄瓜、丝瓜、苦瓜、茭白、茄子、苋菜、白菜、菠菜等蔬菜，性味寒凉而滑利，食用后会造成脾胃虚弱，使子宫下滑，难以回缩。

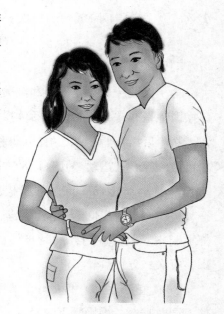

3. 不要吃寒凉水果　梨、西瓜、柚子、柠檬、甜橙、柿、香蕉、杏子、酸枣、山楂、香瓜等水果性质寒凉，食用后会损伤脾胃阳气，加重子宫脱垂。

4. 不要吃损伤脾胃的副食品　百合、绿豆虽为消暑解热之品，但同时又有损伤脾胃的作用，尤其是脾胃虚弱的人，食用后会出现身体虚弱无力，甚至会造成大便稀溏、子宫脱垂、回缩无力。

5. 不要吃伤气之物　子宫脱垂的原因是由于虚弱疲劳、营养缺乏，而白萝卜、咸菜、竹笋、大头菜、茶叶、醋等食物会伤气，损耗营养，使虚弱的身体因得不到足够的营养而更加衰弱，从而导致子宫回缩无力。

第 4 章

盆腔炎性疾病及其后遗症

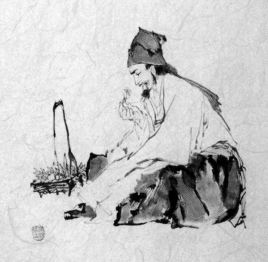

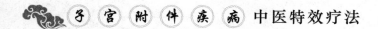

王某，女，43岁，已婚。2009-05-24初诊。

不明原因出现下腹疼痛1个月，伴尿频。平素经期腰腹疼痛，经量多，经色鲜红夹块，带下量多，色黄，大便秘结，需服泻药才解。生育史；孕2产2流0，输卵管已结扎。既往有盆腔炎病史。2000年行子宫肌瘤挖除术。末次月经：2009-05-12。舌暗红，苔厚腻，脉数。妇科检查：外阴已产式，阴道通畅，宫颈肥大，轻度糜烂，子宫后位，正常大小，活动，质中，有压痛，双侧附件区压痛，未触及明显包块。

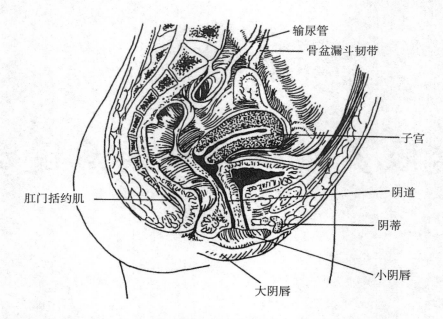

[诊断] ①盆腔炎性疾病后遗症；②慢性宫颈炎。

[辨证] 湿热瘀结证。

[治法] 通腑导滞，清利湿热。

[方药] 大承气汤合大黄附子汤、薏苡附子败酱散加味。

[组成] 制大黄10g，枳壳10g，厚朴10g，玄明粉（冲）10g，淡附子6g，细辛4g，败酱草12g，薏苡仁20g，延胡索10g，苍术12g，3剂。

配合消炎汤保留灌肠。

[处方] 红藤30g，蒲公英30g，紫花地丁30g，败酱草30g，香附12g，丹参12g，红花6g，三棱6g。方法：上药浓煎，过滤取汁100～120ml，待药温热，每

晚睡前用1次性尿管插入肛门14cm，缓慢注入100ml，于月经干净后开始治疗，每个疗程7天。

2009-05-27复诊，患者服药后大便溏下频多，腹痛减轻，小腹坠，倦怠。舌暗红，苔白腻，脉数。

［治法］清热通腑，益气升提。

［方药］大黄牡丹汤加味。

制大黄10g，牡丹皮10g，桃仁10g，冬瓜仁30g，玄明粉（冲）10g，延胡索10g，川楝子10g，红藤20g，败酱草15g，蒲公英15g，生黄芪15g，大腹皮10g，4剂。

2009-05-31三诊，患者下腹疼痛明显好转，中药守上方续进7剂，配合消炎汤保留灌肠，7天。

2009-06-07四诊，患者下腹疼痛已除，大便正常，中药守上方再进7剂，继续配合消炎汤保留灌肠，7天。

第一节　诊断与鉴别诊断

一、概述

盆腔炎，又称盆腔炎性疾病，指女性上生殖道的一组感染性疾病，主要包括子宫内膜炎、输卵管炎、输卵管卵巢脓肿、盆腔腹膜炎。炎症可局限于一个部位，也可同时累及几个部位，以输卵管炎、输卵管卵巢炎最常见。盆腔炎性疾病多发生在性活跃期、有月经的妇女，初潮前、无性生活和绝经后妇女很少发生盆腔炎性疾病，即使发生也常常是邻近器官炎症的扩散。盆腔炎性疾病若未能得到及时、彻底治疗，可导致不孕、输卵管妊娠、慢性盆腔痛，炎症反复发作，从而严重影响妇女的生殖健康，且增加家庭与社会经济负担。

中医古籍中无盆腔炎病名，但根据其发病特点可属于癥瘕、带下病、热入血室、经病疼痛、妇人腹痛、不孕等范畴。《金匮要略·妇人杂病脉证并治》云："妇人中风七八日，续来寒热，发作有时，经水适断者，此为热入血室，其血必结，故使如疟状，发作有时。"此症状的描述，与盆腔炎的临床症状相似。

《校注妇人良方·调经门》云："妇人月水不断，淋漓腹痛，或因劳损气血而伤冲任，或因经行合阴阳，以致外邪客于胞内，滞于血海故也。"《景岳全书·妇人规》云："瘀血留滞作癥，惟妇人有之，其证则或由经期，或由产后，凡内伤生冷，或外受风寒，或恚怒伤肝，气逆而血留……总由血动之时，余血未净，而一有所逆，则留滞日积，而渐以成癥矣。"这些论述与盆腔炎的发病相似。《傅青主女科》云："黑带者，乃火热之极也……其症必腹中疼痛，小便时如刀刺，口中必热渴……是火结于下而不炎于上也，治法惟以泄火为主，火热退而湿自除矣。"《医宗金鉴》指出："五色带下，皆从湿化。若少腹胀痛，污水绵绵，属湿热者，宜用导水丸。"

若盆腔炎性疾病未得到及时正确的诊断或治疗，可能会发生盆腔炎性疾病后遗症，既往称慢性盆腔炎。可造成输卵管阻塞、积水，盆腔粘连，输卵管卵巢囊肿，导致慢性盆腔疼痛、不孕症等。本病属中医学痛经、带下病、癥瘕、不孕等范畴。

二、诊断

1. **病史** 有盆腔炎反复发作史，或产褥期、手术等感染史，或有产后、流产后、经期性生活史等诱因，有邻近器官的炎症病变，也可无明显的急性炎症过程。

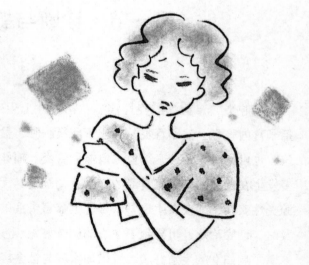

2. **临床表现**

（1）慢性盆腔痛：炎症形成的粘连、瘢痕以及盆腔充血，常引起下腹部坠胀、疼痛及腰骶部酸痛，常在劳累、性交后及月经前后加剧。约20%急性盆腔炎发作后遗留慢性盆腔痛。慢性盆腔痛常发生在盆腔炎性疾病急性发作后的4～8周。

（2）不孕：输卵管粘连阻塞可致不孕。盆腔炎性疾病后不孕发生率为20%～30%。

（3）异位妊娠：盆腔炎性疾病后异位妊娠发生率是正常妇女的8～10倍。

（4）盆腔炎性疾病反复发作：由于盆腔炎性疾病造成的盆腔组织结构的破坏，局部防御功能减退，若患者仍处于同样的高危因素，可造成再次感染导致盆腔炎性疾病反复发作。有盆腔炎性疾病病史者，约25%将再次发作。

3. 检查

（1）妇科检查：若为输卵管病变，则在子宫一侧或两侧触到呈索条状增粗输卵管，并有轻度压痛；若为输卵管积水或输卵管卵巢囊肿，则在盆腔一侧或两侧触及囊性肿物，活动多受限；若为盆腔结缔组织病变，子宫常呈后倾后屈，活动受限或粘连固定，子宫一侧或两侧有片状增厚、压痛，宫骶韧带常增粗、变硬，有触痛。

（2）B超检查：可有附件区包块，边界不清、实质不均的暗区，内有较密的光点，有输卵管积水时为液性暗区。

（3）子宫输卵管造影：输卵管部分或完全阻塞，输卵管与周围粘连扭曲，输卵管积水时远端呈气囊状扩张。结核性盆腔炎可见钙化阴影，输卵管粗细不均，成串珠状，形态僵直。

（4）腹腔镜：可见盆腔内有炎性病变及粘连。

三、鉴别诊断

1. 子宫内膜异位症　慢性盆腔炎发病率较高，若多次充分治疗无效应与子宫内膜异位症相鉴别。二者均具有广泛粘连、痛经、不孕及月经改变等表现。但慢性盆腔炎患者痛经可随炎症逐渐减轻而好转或消失。子宫内膜异位症患者痛经明显且呈进行性加重趋势。子宫内膜异位症患者体格检查时可发现子宫峡部和子宫直肠窝有不规则结节，触痛明显；形成内膜异位囊肿时，在附件区可扪及活动度差的囊块，B超可见囊壁粗糙，囊肿内回声为液性暗区，伴稀疏光点。腹腔镜下可见子宫直肠窝、宫骶韧带及卵巢上典型的蓝黑色、棕黑色结节或卵巢巧克力囊肿等病灶而确诊子宫内膜异位症。

2. 盆腔瘀血综合征　其临床表现为下腹痛、骶臀部疼痛、痛经、性交痛、月经改变、膀胱直肠刺激症状及自主神经症状，与慢性盆腔炎极相似，需仔细鉴别。其疼痛的特点是弥漫性下腹部持续坠痛，也可以表现为一侧较重，疼痛晨轻

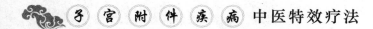

晚重，长久站立加重，侧卧减轻或消失。盆腔瘀血综合征虽然症状较重，但体征常常较少。下腹部轻度深压痛为盆腔瘀血综合征腹部检查的唯一体征。妇科检查时盆腔瘀血综合征患者大阴唇静脉异常充盈，阴道、宫颈黏膜呈紫蓝色，宫颈肥大，宫颈后唇可见充盈的小静脉，子宫常呈后位，大而软，附件增厚，或有界限不清的软性肿块，有压痛。腹腔镜下可见盆腔脏器无明显炎症病变和粘连，子宫体一致增大，呈紫蓝色，或有瘀血斑点使子宫表面呈花斑状；盆腔静脉曲张增粗如蚯蚓状，尤其是盆底、阔韧带及卵巢周围可见大的静脉曲张团即可确诊盆腔瘀血综合征。经盆腔静脉造影术"盆腔血流图"改变体位实验有助于确诊。

3. 盆腔肿瘤　输卵管积水和输卵管卵巢囊肿需与卵巢囊肿鉴别。输卵管积水有盆腔炎史，肿块呈腊肠型与周围组织粘连，常不甚活动，且包块囊性度大，囊壁薄；而卵巢囊肿常无盆腔炎病史，但有盆腔肿物史，如系初诊患者可触及囊肿壁较厚，表面光滑，周围无粘连。输卵管卵巢囊肿多由于急性盆腔炎治疗不彻底，输卵管卵巢脓肿吸收液化而形成，与卵巢囊肿的鉴别更加困难，主要依靠详细地询问病史，腹腔镜检查可帮助确诊。另外，久治不愈的输卵管积水还应警惕输卵管癌的可能，输卵管癌具有阴道间歇性排液、痉挛性腹痛、附件囊性包块的"三联征"，血清CA125值升高有助于输卵管癌的诊断。盆腔炎性包块易与卵巢癌混淆。卵巢癌多为实质性，较硬，表面不规则，常有腹水，患者一般状态差，晚期可有下腹痛。可借助超声、CT及检测肿瘤标记物等进行鉴别，腹腔镜及活组织病理检查有助于确诊。

4. 陈旧性宫外孕　陈旧性宫外孕与慢性附件炎一样可有下腹痛及不规则阴道流血，但陈旧性宫外孕多有停经史，妇科检查时其包块多为单侧，形状不规则，实质有弹性，轻压痛，而盆腔炎性包块多为双侧。陈旧性宫外孕时后穹窿穿刺可抽出陈旧性血液或小血块，亦可通过腹腔镜及检测血、尿β-hCG等进行鉴别。

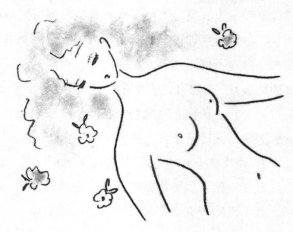

5. 盆腔结核　　盆腔结核是慢性盆腔炎的特殊类型，临床诊断更为困难。患者常有低热、消瘦、腹痛、腹部肿块和消化道症状，偶有闭经史，常有其他脏器结核史和不孕史。实验室检查结核菌素实验阳性。如腹水较多时，则可考虑腹腔穿刺，抽出腹水为黄色渗出液，比重在1.060以上，利凡它反应阳性。X线检查下腹部可见钙化灶。腹腔镜下可见很具典型特征的灰白色或黄白色大小不等的干酪病灶，病灶活检可确诊为结核，实验性药物治疗亦为常用的有效诊断方法。

6. 慢性阑尾炎　　应与慢性附件炎区别。本病可有急性阑尾炎病史，其症状为下腹部间歇性疼痛或持续性隐痛。腹部检查右下腹麦氏点有压痛或不适感。直肠指诊可发现直肠前壁右侧有轻压痛。腹腔镜下可见阑尾及回盲部粘连，阑尾增粗、纡曲、固定。

7. 心理性慢性盆腔疼痛　　在临床工作中考虑慢性盆腔疼痛的病因时，排除了器质性疾病后，就必须考虑是否存在心理性慢性盆腔疼痛。其疼痛呈持续性钝痛，弥漫性，疼痛部位可发生转移和改变，但常年累月维持同样的疼痛。经手法检查后不会触发或增加疼痛，处理人际关系不当或情绪激动时即会发生。

第二节　病因病理与治疗原则

一、病因病理

1. 中医病因病机　　中医学认为本病的主要病机是正气未复，余邪未尽，风寒湿热、虫毒之邪乘虚内侵，湿、热、瘀交结，积蓄于胞宫，阻滞胞脉、胞络，以致冲、任、带脉功能失常。或由于经期、产后调摄失当，手术时消毒不严，湿热、湿毒之邪乘虚而入，与气血相结，蕴积胞宫、胞脉、胞络，湿热邪毒蕴结日久，影响气血运行；或因久病情志抑郁，肝郁气滞，血行不畅，以致气滞血瘀；或邪毒留恋血分，与血相搏结，瘀血阻滞胞络，积而成癥，甚或素有宿疾，日久不愈，瘀血凝滞，着而不去成癥。

2. 西医病因病理　　西医学认为本病常为盆腔炎性疾病未得到及时正确的彻底治疗，或患者体质较差病程迁延所致，但亦可无盆腔炎性疾病病史，如沙眼衣原体、解脲支原体感染所致。主要病理改变为组织破坏、广泛粘连、增生及瘢痕形成，导致：①输卵管阻塞、输卵管增粗；②输卵管卵巢粘连形成输卵管卵巢肿块；③若输卵管伞端闭锁、浆液性渗出物聚集形成输卵管积水或输卵管积脓或输卵管卵巢脓肿的脓液吸收，被浆液性渗出物代替形成输卵管积水或输卵管卵巢囊肿；④盆腔结缔组织表现为主、骶韧带增生、变厚，若病变广泛，可使子宫固定。盆腔炎性疾病后遗症常为急性盆腔炎未能彻底治疗或患者体质较差，病程迁延所致，但也有无急性盆腔炎症病史，初始即表现为慢性炎性病变者。盆腔炎性疾病后遗症较为顽固，当机体抵抗力低下时，可急性发作。根据发病部位及病理不同，可分为慢性输卵管炎与输卵管积水、输卵管卵巢炎及输卵管卵巢囊肿、慢性盆腔结缔组织炎等，可单一或复合发病。

二、治疗原则

1. **中医学治疗原则** 中医学认为本病由湿热、湿毒之邪乘虚入侵，与气血互结，蕴积胞脉、胞络，气血瘀滞，或肝经积郁，气滞血瘀，不通为痛，久则内结成癥。本病缠绵难愈，重伤正气，故临床常见寒热错综、虚实夹杂之证，以湿热瘀阻、寒凝瘀滞、气滞血瘀、肝郁脾虚、肝肾不足等证型多见。治疗除内服药物外，还可以结合保留灌肠、中药热敷、理疗等方法，以提高疗效。

2. **西医学治疗原则** 西医学认为盆腔炎性疾病后遗症需根据不同情况选择治疗方案。不孕患者，多需要辅助生育技术协助受孕。对慢性盆腔痛，尚无有效的治疗方法，对症处理或给予中药、理疗等综合治疗，治疗前需排除子宫内膜异位症等其他引起盆腔痛的疾病。盆腔炎性疾病反复发作者，抗生素药物治疗的基础上可根据具体情况，选择手术治疗。输卵管积水者需行手术治疗。

第三节 治疗方法

一、内治法

（一）经典古方

1. 湿热瘀结证

［临床证候］低热起伏，少腹隐痛或腹痛拒按，带下增多，色黄黏稠或有秽

气，小便赤，大便秘，口干欲饮，舌暗，苔黄腻，脉弦数。

［治法］清热利湿，祛瘀散结。

［方药］银甲丸。

［组成］金银花，鳖甲，连翘，升麻，红藤，蒲公英，紫花地丁，生蒲黄，椿根皮，大青叶，茵陈，桔梗，琥珀末。

［加减］发热者加柴胡、黄芩；带下量多者加生薏苡仁、车前草；大便干结者加冬瓜仁、大黄。

2. 寒湿凝滞证

［临床证候］少腹冷痛，得温则舒，或坠胀疼痛，月经后期，量少色暗有块，白带增多，舌淡略胖，苔白腻，脉沉迟。

［治法］温经散寒，活血祛瘀。

［方药］少腹逐瘀汤。

［组成］桂枝，干姜，五灵脂，没药，小茴香，当归，川芎，赤芍，延胡索，蒲黄。

［加减］少腹冷痛甚者加艾叶、乌药、吴茱萸；白带增多者加白术、白扁豆、芡实；炎性肿块者加皂角刺、三棱、莪术；腰骶痛者加桑寄生、续断、牛膝；久病体虚乏力者加党参、黄芪。

3. 气滞血瘀证

［临床证候］少腹胀痛、刺痛，白带增多，经行腹痛，瘀下量多，瘀块排出则痛减，经前乳房胀痛，情志抑郁，舌暗有瘀点或瘀斑，苔薄，脉弦涩。

［治法］调气活血，消癥散结。

［方药］血府逐瘀汤。

［组成］生地黄，大黄，芍药，牡丹皮，当归尾，枳壳，桃仁，龟甲。

［加减］腹痛较甚者加蒲黄、五灵脂；低热者加败酱草、红藤、蒲公英；带下量多者加薏苡仁、白芷；月经量多者加生地榆、三七；有癥块者加皂角刺、三棱、莪术；胸胁乳房胀痛者加青皮、郁金、川楝子；大便秘结者加大黄、槟榔。

4. 脾虚瘀浊证

［临床证候］少腹疼痛，隐隐而作，缠绵不休，带下增多，色白黏稠，大便溏薄，精神疲倦，四肢乏力，食欲缺乏，有时低热，舌淡暗，苔薄白，脉细缓。

［治法］健脾化浊，活血祛瘀。

［方药］香砂六君子丸合桂枝茯苓丸。

［组成］香砂六君子丸（人参，白术，茯苓，甘草，半夏，陈皮，木香，砂仁，生姜）；桂枝茯苓丸（桂枝，茯苓，牡丹皮，芍药，桃仁）。

［加减］经期小腹胀痛明显者加乌药、延胡索；经量过多者经期去桂枝、赤芍，加蒲黄、茜草根；带下量多者加苍术、车前草；腰酸者加桑寄生、川续断；有癥块者加皂角刺、穿山甲、三棱、莪术。

5. 肾虚瘀滞证

［临床证候］少腹疼痛，绵绵不休，白带增多，腰脊酸楚，头晕目眩，神疲乏力，舌暗或有瘀点，苔薄脉沉细。

［治法］补益肝肾，活血祛瘀。

［方药］左归丸（方见崩漏）加丹参、当归、白芍、甘草、鸡血藤。

［组成］熟地黄，山茱萸，山药，枸杞子，菟丝子，鹿角胶，龟甲胶，川牛膝，丹参，当归，白芍，甘草，鸡血藤。

［加减］腰酸痛甚者加狗脊、桑寄生、乌药；兼气虚者加党参、黄芪；白带多者加芡实、莲子、薏苡仁、牡蛎。

6. 阴虚血热证

［临床证候］少腹坠痛、疼痛，午后潮热，盗汗，手足心热，月经量少，甚或闭经，或月经失调，舌红，苔少或薄黄，脉细数。

［治法］养阴清热，活血止痛。

［方药］慢盆方（经验方）。

［组成］地黄，龟甲，鳖甲，牡丹皮，青蒿，丹参，百部，玄参，白芍，地骨皮，野菊花。

（二）名家名方

1. 韩百灵诊治经验（已故黑龙江中医学院妇产科主任、教授，名老中医）　韩教授认为，慢性盆腔炎多因肾虚肝郁所致。肾虚多由平素摄生不慎或早婚多产，或房事不节，或先天肾气不足。妇女又因经孕产乳等生理特点，数伤于血而致气分偏盛，若素性抑郁或愤怒过度，每致肝失条达。气为血帅，气行则血行，气机郁滞，则气滞必血瘀，故湿毒与瘀血、滞气相搏结，胞脉阻滞冲任二脉受阻，不通则痛；另一方面，虽有邪实之阻滞，但病久必使气血衰少，且后天之本受累，气血生化失常必有虚证，不荣则痛。遣方用药：本病既以肾虚肝郁为主，治疗当以补肾舒肝为主，配以解毒除湿，软坚散结，拟方调肝汤。组成：熟地黄、枸杞子、甘草、白芍、延胡索、土茯苓、鱼腥草各20g，当归、王不留行、川楝子、鳖甲、怀牛膝、枳壳各15g，通草、皂角刺各10g。全方标本兼治，熟地黄、枸杞子滋养肾精，补正以治本，王不留行、通草、皂角刺、川楝子舒肝解郁，清热通络；当归活血行气，白芍柔肝敛阴止痛，土茯苓、鱼腥草清热解毒以祛邪；延胡索、枳壳行气，使气行则血行；怀牛膝既可补肾又可引药下行以为引经之药，鳖甲软坚散结，且可交通阴阳，使气血调和，治标中兼顾治本；甘草调和诸药，全方配伍，标本兼顾，攻补兼施，于临床应用之时随症加减，辨证论治，疗效显著。

2. 王渭川诊治经验（已故成都中医学院附属医院中医妇科主任医师，名老中医）　王渭川认为盆腔炎属于中医学"湿热蕴结下焦"之范畴，散在古代医籍中，有的在调经门，有的在带下门，有的在崩漏门，有的在癥瘕门。病因为内蕴湿热，感受外邪。并与肝脾两脏有着密切关系。王氏将本病分为"湿热蕴结""寒湿凝滞""肝郁气滞"三种证型，分述如下。

（1）湿热蕴结证：其特征为月经后期，经量少，质稀薄，色黯，带下黄臭而多，腰与少腹痛。小便黄，大便结。治法拟清热化浊，益气活血之法，选方银甲合剂合四君子汤加减。随症选用下列药物：清热化浊选用金银花9g，连翘9g，红藤24g，蒲公英24g，败酱草24g，大青叶9g，紫花地丁15g，茵陈12g，桔梗9g。益气选用党参24g，鸡血藤18g，生黄芪60g，桑寄生15g，菟丝子15g。活血祛瘀选用炒川楝子9g，山甲珠9g，炒五灵脂12g，生蒲黄9g，地鳖虫9g。调经选用益母草24g，茜草12g。腰痛加杜仲9g，续断24g。

（2）寒湿凝滞证：本证特征为少腹一侧或两侧隐痛发凉，喜按喜暖，腰酸痛，月经不调，带下量多质稀，小便清长，大便溏或正常。治宜温肾通阳，活气活血。选河间地黄饮合银甲煎加减。随症可选下列药物：温肾通阳选附片24g，桂枝3g，肉桂6g，肉苁蓉12g，祛湿选苍术9g，羌活6g。

（3）肝郁气滞证：本证特征为少腹一侧或两侧胀痛，腰痛有沉重感，舌瘀苔白，脉弦滑。治疗宜疏肝理气，化浊消瘀，兼固冲任。方选银甲合剂合逍遥散加减。随症可选用下列药物。

[加减]疏肝理气可选沙参12g，石斛9g，芍药12g，天麻9g，枸杞子9g，广木香6g，槟榔6g，厚朴6g。其余加减同湿热蕴结证、寒湿凝滞证。

3. 刘云鹏诊治经验（荆州市中医医院妇科主任医师，名老中医，享受国务院特殊津贴专家）　刘云鹏老中医一生着意研究妇科疾病，多有建树。其治疗盆腔炎自制清热凉血，行瘀镇痛"柴枳败酱汤"，治疗瘀热内结，小腹疼痛，黄白带下等症颇有经验。刘氏柴枳败酱汤由柴胡9g，枳实9g，赤白芍各15g，甘草6g，丹参15g，牛膝9g，三棱12g，红藤15g，败酱草30g，香附12g，大黄9g组成。方中柴胡枢转气机，透达郁热；枳实配柴胡升清降邪，调理气机；赤白芍敛阴和血；甘草和中，与芍药同用，缓解舒挛；三棱、莪术破血行气消积；红藤、败酱草清热解毒消瘀，众药合用，具有清热凉血，行气逐瘀，消积止痛之功。

刘老在临床实践中，若患者系急性发热，当配伍五味消毒饮或选大、小承气汤等；若系癥瘕久不化者，配加土鳖虫9g，鳖甲15g；黄白带下有气味者，可选加黄柏9g，蒲公英30g，薏苡仁30g；经行腹痛拒按者，加蒲黄9g，五灵脂12g；经期延长者加蒲黄炭9g，茜草9g，炒贯众15～30g；气虚者加党参15g，白术9g。

4. 姚寓晨诊治经验（江苏省南通市中医院妇科主任医师、教授，名老中医）　姚氏治疗慢性盆腔炎临床经验如下：慢性盆腔炎，其主要临床表现为腹痛，腰痛，白带增多，病情顽固而易复发。姚氏在临床上观察到除见"不通则痛"外，还常夹有"不荣则痛"的病理过程。一部分病人常出现遇劳则发，面色晦黯，畏寒肢冷，腹痛喜按，月经稀发，量少色暗，舌淡苔薄，脉沉细。证属阳虚寒凝型，治以温阳散结法。药用：鹿角片10g，熟地黄30g，白芥子6g，川桂枝10g，炮姜10g，生黄芪30g，麻黄6g，昆布、海藻各15g，皂角刺6g，水煎服。为提高疗效，常配外敷药：透骨草100g，京三棱12g，白芷10g，花椒10g，路路通15g。研成粗末，装入布袋中，水浸后隔水蒸30分钟，敷于下腹两侧，每次敷20分钟，15天为1个疗程，可连用3个疗程，经期及皮肤过敏者勿用。对于临证见有烘热时作，口干腰酸，腹痛阵阵，带下黄赤，月经提前，经色红而有小块，舌质暗红，脉弦数。证属湿热瘀阻型，治用活血行水法，药用：益母草30g，凌霄花10g，石见穿20g，紫丹参30g，琥珀末（吞服）3g，生薏苡仁45～60g，茯苓12g，车前子（包）12g。

姚氏指出慢性盆腔炎在发病学上热毒湿邪虽为本病主要原因，但气滞血瘀，虚实夹杂亦系其基本病理过程。在辨证上，应分清寒热两纲，抓住脾肾两脏，偏寒者立温阳消结法参以益肾，益肾多选鹿角，巴戟天，重用熟地黄，若偏热者应活血行水参以健脾，健脾多选芡实，茯苓，重用薏苡仁。

5. 蔡小荪诊治经验（上海市第一人民医院中医妇科主任医师，上海蔡氏女科第七代传人）　蔡氏认为，盆腔炎系妇女盆腔器官的炎性病变，往往由于流产或分娩感染，宫腔损伤或经期性交感染病邪，影响冲任所致，不外虚实两大类。急性多实证，慢性多虚证。慢性盆腔炎多由急性炎症发展而成，但慢性盆腔炎也可能出现急性发作，也即虚中夹实，虚实相互转化。

慢性盆腔炎少腹两侧隐痛，坠胀，喜暖喜按，经来前后较甚，有时低热，腰骶酸楚，带色变黄，月经失调，治当理气化瘀。其基本方为：茯苓12g，桂枝3g，赤芍9g，牡丹皮9g，桃仁9g，败酱草20g，红藤20g，金铃子9g，延胡索9g，制香附9g，紫草根20g。宜平时服用。如黄带多者可加椿根皮12g，鸡冠花12g；腰酸者，加川续断9g，狗脊9g；气虚者加党参9～12g，白术9g，茯苓12g，生甘草3g；血虚者加当归9g，生地黄9g，川芎6g，白芍9g；便秘者加大黄3g，全瓜蒌12g。

慢性者大都体质较差，治则多考虑扶正。如腹痛甚，汤药少效者，可同时作保留灌肠。其基本方为：败酱草30g，红藤30g，白花蛇舌草20g，制没药6g，延胡索15g，蒲公英30g，川黄柏9g，牡丹皮12g。1周为1个疗程。如伴痛经者，可用四物汤白芍改赤芍，加制香附9g，丹参9g，败酱草20g，制乳没各6g，延胡索12g，桂枝3g，怀牛膝9g，经来前服用。

6. 王子瑜诊治经验（北京中医药大学东直门医院妇科主任医师，教授，享受国务院特殊津贴专家）　对本病王老以活血化瘀为主，辅以清热解毒之品，用当归、乌药、荔枝核、木香、柴胡、枳实、赤芍、桃仁、红药子、生甘草、川大黄、败酱草。王老对于寒湿阻滞，血瘀凝结者，多数兼有包块形成，治宜温经散寒，燥湿化瘀消癥，促使包块软化，常用桂枝、制川乌、鹿角霜、苍术、茯苓、乌药、木香、当归、桃仁。若腹冷痛甚，方中桂枝易为肉桂，胀甚者加荔枝核，而腹部有包块者加三棱、莪术。王老还特别指出在本病的治疗中，常

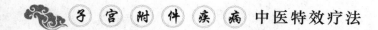

又配合理气药同时使用，如木香配合清热解毒药同用，能防止苦寒伤胃；如若配合活血化瘀药使用时，能起到行气活血止痛之作用。总之，临证时必须遵循辨证施治的原则。

（三）秘、验、单、偏方

1. 单方验方

（1）当归芍药散

［处方］当归、泽泻各10g，芍药50g，茯苓、白术各12g，川芎30g，酒制大黄6g，水蛭、守宫（另包）各2g。

［用法］每日1剂，水煎服，分2次服。水蛭、守宫另研细末吞服，每日2次。10天为1个疗程。

（2）金铃子散

［处方］延胡索15g，川楝子15g，三棱15g，土茯苓25g，莪术15g，当归20g，丹参25g，香附10g，山药30g，芡实25g。

［用法］每日1剂，水煎服，早、晚分两次服，2周为1个疗程。

（3）丹芍活血行气汤

［处方］丹参15g，当归10g，赤芍15g，川芎10g，牡丹皮10g，桃仁10g，台乌药15g，香附10g，枳壳10g，川楝子15g，延胡索10g，蒲公英15g，败酱草15g，车前子15g。

［用法］每日1剂，水煎服，早、晚分两次服。

（4）清宫解毒汤

［处方］丹参15g，忍冬藤20g，鸡血藤20g，土茯苓30g，薏苡仁15g，车前子15g，益母草15g，生甘草6g。

［用法］每日1剂，水煎服，早、晚分两次服。

（5）消癥饮

［处方］当归12g，川芎6g，金银花9g，连翘10g，丹参12g，茯苓6g，炮山甲12g，薏苡仁30g，海藻15g，橘核12g，青皮6g，延胡索9g。

［用法］每日1剂，水煎服，分2次早、晚温服。

（6）盆炎丸

［处方］当归30g，党参45g，赤芍30g，大血藤90g，丹参45g，黄芪15g，香

附30g，败酱草10g，三棱30g，益母草36g，甘草9g，川楝子30g。

［用法］上药制成丸剂，口服，每次15g，每日2次。在月经来潮第5天开始服用药物，至下次月经来潮停药。

（7）盆腔炎方

［处方］红藤30g，金银花15g，赤芍15g，桃仁15g，三棱10g，皂角刺10g，牡丹皮10g，丹参15g，延胡索10g，王不留行15g，泽兰10g。

［用法］水煎服，每日1剂，分早、晚2次服用，于每次月经干净3天后服用，连服15天为1个疗程，共3个疗程。

（8）消炎汤

［处方］红藤20g，蒲公英30g，紫花地丁10g，败酱草20g，香附12g，丹参12g，红花6g，三棱6g，赤芍12g，甘草15g。

［用法］水煎服，每日1剂，每日2次，早、晚分服。

2. 内服效验方

（1）茯苓丸加味

［处方］桂枝10g，茯苓12g，牡丹皮12g，桃仁10g，赤芍12g，香附12g，川楝12g，丹参12g，延胡索15g。

［加减］湿热瘀结证，加红藤20g，蒲公英20g，丹参12g，并减桂枝量为3g；寒湿凝滞证，加乌药10g，小茴10g；气虚血瘀证，加黄芪20g，党参12g，白术12g；脾肾亏虚加淮山药15g，川续断12g，桑寄生12g；下腹有包块者，加龟甲（研末吞服）3g，三棱6g，莪术6g。

［用法］每日1剂，分成3次服用，15天为1个疗程，经期停服。

（2）桂枝茯苓丸

［处方］黄芪30g，生水蛭6g，柴胡12g，桂枝、炒桃仁各10g，茯苓、赤芍、牡丹皮各15g。

［加减］腹痛畏寒者加干姜12g；胸胁少腹胀痛者加醋香附、醋延胡索各15g；带下量多、色黄、气臭者加生薏苡仁、败酱草各30g；在辨证施治的基础上，还常加入具有补肝肾、活血化瘀作用的引经药川牛膝15g。

［用法］每日1剂，水煎服，分2次早、晚温服，连服10天（经期停药）为1个疗程，停药20天，下1个月经周期开始下1个疗程，连服3个疗程。

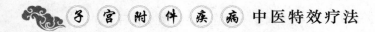

（3）红藤汤加减

［处方］红藤、败酱草、蒲公英、白花蛇舌草、丹参各20g，忍冬藤、紫花地丁、赤芍药各15g，川楝子10g，延胡索、黄柏各12g。大便燥结加桃仁10g，制大黄9g，腹胀痛明显加枳壳10g，乳香、没药各7g；腰痛明显加桑寄生、续断各15g；带下多加椿根皮15g，生奇良20g；有包块加天葵子、夏枯草各15g，三棱、莪术各10g。

［用法］每日1剂，水煎服，早、晚分2次服。

（4）虎血汤

［处方］基本方：虎杖30g，血竭（吞服）6g。

［加减］经血过多加生地榆 30g；带下量多质稠加蒲公英、败酱草、蜀羊泉各30g；月经量少加丹参、泽兰、蒲黄各15g；下腹疼痛加延胡索、五灵脂各10g；有包块加三棱、莪术、半夏、浙贝母各10g；大便秘结加生大黄（后下）10g，番泻叶（后下）6g；腰脊酸楚加杜仲、川续断各10g。

［用法］每日1剂，分早、晚2次水煎服，7天为1个疗程，3个疗程观察疗效。

（5）红藤败酱汤

［处方］红藤30g，败酱草15g，土茯苓15g，薏苡仁30g，夏枯草15g，当归10g，炒白芍10g，川楝子10g，延胡索10g。

［加减］寒湿凝滞者加肉桂、川花椒；瘀血阻滞者加丹参、桃仁；有包块者加穿山甲、路路通；兼肾虚者加续断、菟丝子。

［用法］每日1剂，分2次服，1个月为1个疗程，每个疗程间隔1周。

（6）金铃补肾散

［处方］香附10g，延胡索10g，郁金10g，川楝子10g，丹参10g，法半夏15g，茯苓15g，春砂仁10g，金狗脊15g，菟丝子15g，生姜、冰片、南大枣各10g。

［加减］经期加益母草；湿热明显表现为发热、恶寒、带下臭秽、口干、尿黄、便结、舌质红、苔黄或黄腻等加白花蛇舌草15g，蒲公英15g；寒凝加小茴香9g；腹部包块加三棱10g，莪术10g。

［用法］水煎服，每日1剂，分2次服用。

（7）解郁逐瘀利湿汤

［处方］柴胡、郁金、香附、当归各12g，生薏苡仁、丹参、红藤各15g，白术、茯苓、远志、蚤休各10g，炙甘草5g。

［加减］若湿热蕴结加黄柏、苍术各10g，败酱草20g；寒凝明显加肉桂、川花椒各3g；瘀血内结加炮甲粉、三七粉（冲服）各3g；气虚加黄芪、党参各15g；血虚加熟地黄、制首乌各15g；阴虚加沙参、淮山药各10g；阳虚加附子6g，淫羊藿10g；其他情况随症加减。

［用法］每日1剂，水煎服，分两次早、晚饭后服。15日为1个疗程，连服1～5个疗程。

（8）益气清化汤

［处方］黄芪、白术各12g，升麻9g，红藤、败酱草、薏苡仁各30g，桃仁、赤芍、丹参、当归、白果各12g。若白带多加椿根皮、芡实、土茯苓；腹痛加延胡索、制香附；腰酸加杜仲、川续断；盆腔炎性包块加皂角刺、穿山甲、莪术等。

［用法］水煎服，每日1剂，分2次服用。

（9）妇炎宁汤

［处方］红藤、败酱草各30g，夏枯草15g，赤芍12g，丹参、当归各15g，桃仁、延胡索各12g。下腹冷痛者加小茴香、肉桂；腰酸痛者加续断、桑寄生；气血虚弱者加党参、黄芪。

［用法］水煎服，每日1剂，分早、晚2次服用。

（10）棱甲红坤化瘀汤

［处方］三棱15g，炮山甲10g，红花10g，茜草10g，皂角刺10g，川牛膝12g，赤芍12g，当归12g，丹参12g，香附12g，醋延胡12g，炙甘草5g。诸药合用，以化瘀通络为宗，通则瘀痛止而病愈。气滞明显者加乌药、炒柴胡；寒凝明显者加桂枝、小茴香、炒艾叶；湿瘀互结者加天仙藤、茯苓、泽兰、泽泻；热蕴较盛者加败酱草、蒲公英、紫花地丁；虚实夹杂，气虚明显者加黄芪、党参；脾虚者加山药、白术；血虚者加熟地黄、女贞子、墨旱莲，阴虚者加生地黄、枸杞子；阳虚者加附子、仙茅。

［用法］水煎，每日1剂，3次分服。15天为1个疗程，连续治疗1～3个疗程。

（11）加味升带汤

［处方］炒白术30g，人参9g，肉桂（后下）3g，茯苓9g，制半夏 9g，沙参15g，连翘15g，丹参15g，延胡索12g，木香6g。

［加减］腰酸腹胀加杜仲15g，泽泻9g，枸杞子15g；有包块者加鳖甲9g，神曲6g。

［用法］每日1剂，分早、晚2次，饭前30分钟温服。药渣加适量醋调匀，热敷下腹部。10日为1个疗程，连服2个疗程，有包块者服3个疗程。

（12）散瘀汤

［处方］红藤30g，败酱草30g，夏枯草15g，赤芍12g，丹参20g，当归15g，桃仁12g，延胡索12g，茯苓12g，茜草15g。下腹冷痛者加小茴香、肉桂；腰酸痛者加续断、桑寄生；气血虚弱者加党参、黄芪。

［用法］上药煎汁口服，每日1剂，每日2次。

（13）活血消癥汤

［处方］红藤、败酱草、夏枯草各30g，牡丹皮10g，炒黄柏、乳香、 没药各6g，延胡索、川楝子各15g，生黄芪30g，炙鳖甲15g，陈皮10g，生甘草6g。白带色黄等湿热者加连翘、山栀子、龙胆草；带白湿困加茯苓、山药、薏苡仁；月经期加赤芍、丹参、红花、三棱，去黄芪、鳖甲。

［用法］水煎服，每日1剂，分2次服。

3. 秘方、偏方

（1）鱼腥草100g，蒲公英50g，忍冬藤50g。水煎服，每日1剂。用于本病赤白带下较多者。

（2）金银花25g，蒲公英25g，龙胆草100g。水煎服，每日1剂。用于带下腥臭症为主者。

（3）黄柏适量研细末，每次服1g，日服3次，7天为1个疗程，连服4个疗程。此方适用于盆腔炎带下色黄者。

（4）肉桂、釜底墨，为细末，酒调冲服3g，用于盆腔炎性交出血症者。

（四）中成药

1. 妇乐冲剂，每次2包，冲服，每日2次，连服1～3个月。

2. 金刚藤糖浆，每次20ml，每日2次，连服1～3个月。

3. 妇科千金片，每次4片，每日3次，连服1～3个月。

4. 妇炎康（当归、丹参、赤芍、延胡索、川楝子、三棱、莪术、山药、芡实、土茯苓、香附。上药以蜜泛丸，每丸10g），每次1丸，每日3次，连服30日。

（五）西药治疗

盆腔炎性疾病后遗症西医抗生素治疗效果差，主要是对症治疗。可用糜蛋白酶5mg或透明质酸酶1500U，肌内注射，隔日1次，5～10次为1个疗程；或用胎盘组织液2ml，肌内注射，隔日1次，连用2～3个月。上法对炎症的消散、粘连软化及瘢痕吸收有一定作用。

对局部压痛明显，急性或亚急性发作者，可采用与治疗盆腔炎性疾病相同的抗生素药物。抗生素的治疗原则：经验性、广谱、及时及个体化。根据药敏试验选用抗生素较合理，但通常需在获得实验室结果前即给予抗生素治疗，因此，初始治疗往往根据经验选择抗生素。由于盆腔炎性疾病的病原体多为淋病奈瑟菌、衣原体以及需氧菌、厌氧菌的混合感染，需氧菌及厌氧菌又有革兰阴性及革兰阳性之分，故抗生素的选择应涵盖以上病原体，选择广谱抗生素以及联合用药。在盆腔炎性疾病诊断48小时内及时用药将明显降低后遗症的发生。

门诊治疗若患者一般状况好，症状轻，能耐受口服抗生素，并有随访条件，可在门诊给予口服或肌内注射抗生素治疗。常用方案：①头孢曲松钠250mg，单次肌内注射，或头孢西丁钠2g单次肌内注射，同时口服丙磺舒1g，然后改为多西环素100mg，每日2次，连用14日，可同时口服甲硝唑400mg，每日2次，连用14日；或选用其他第三代头孢菌素与多西环素、甲硝唑合用。②氧氟沙星400mg口服，每日2次，或左氧氟沙星500mg口服，每日1次。同时加服甲硝唑400mg，每日2～3次，连用14日；或莫西沙星400mg，每日1次，连用14日。

二、外治法

（一）理疗

温热的良性刺激可促进盆腔局部血液循环，改善组织的营养状态，提高新陈代谢，有利于炎症的吸收和消散。常用的有离子透入、短波、超短波、蜡疗等。

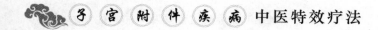

1. 激光照射法

处方一：冲门、气海、肾俞、白环俞、血海、三阴交、足三里。

［操作］用氦-氖激光照射器，输出功率5～6mW，光斑直径1.5～2mm，照射距离2～5cm，每穴照射5分钟，1次治疗一般不超过20分钟，每日或隔日1次。

处方二：子宫、血海、三阴交、肾俞、气海。

［操作］用氦-氖激光照射器，采用输出功率3～5mW，光斑直径1～2mm，照射距离1～3cm。每穴照射5分钟，每日或隔日1次，每疗程10次，疗程间隔7～10天。

处方三：主穴取中极、气海、子宫、关元。肾俞、关元俞为配穴，每次取4穴。

［操作］用氦-氖激光照射5分钟，波长6328埃，输出功率为6mW，光斑直径3mm，距离5～10cm。于经期第6天开始治疗，每日1次，15次为1个疗程。

处方四：耳穴：子宫、内分泌、盆腔、卵巢穴。

［操作］用医用氦-氖激光治疗仪照射双侧耳穴，输出功率为6mW，光斑直径2mm，波长为6328埃，使光束导光纤维直接接触皮肤，每穴照射3～5分钟，每日1次，10次为1个疗程，疗程间隔5天。

2. 离子导入

（1）1%黄连素或复方丹参注射液，用纸吸透药液，置消毒布垫上，放在外阴，连接电离子导入治疗仪阳极，用无药的湿布垫放在腰骶部，连接阴极，每次20～30分钟，每日1次，10次为1个疗程。经期停用。

（2）湿热瘀结型用金银花、连翘、蒲公英各30g，当归20g，白芍、川芎、紫花地丁、黄柏、牡丹皮、白芷、黄芪各10g；寒凝气滞用黄芪30g，丹参20g，益母草、续断、延胡索各15g，党参、赤芍、红花、香附、桂枝各10g。分别加水1000ml，煎取500ml。用KF-Ⅰ型电离子导入治疗机，将电极衬垫浸泡于50℃中药水剂中，拧干（以不流水为宜）分别置于左右下腹部和腰骶部。腹部接阳极，腰骶部接阴极。电量10～20mA，每次30分钟，每日1次。12次为1个疗程，疗程间隔4日。治疗慢性盆腔炎。

（3）当归、赤芍、桃仁、红花、香附各9g，丹参、牡丹皮各10g，乳香、没药各20g，紫花地丁、败酱草各24g；附件包块加三棱、莪术各19g，昆布

10g。共研细末，装入纱布袋，用时蒸透，用YL–3型音频治疗机，将中药袋放于5cm×10cm电极下，腰骶–小腹对置法，或小腹并置法，15～50mA，耐受量，每次25分钟，每日1～2次，治疗盆腔炎。

3. 热烘法 用W、S—频谱多功能治疗机，电压220V，频率50～60Hz，功率250W。选择中等治疗剂量。患者取仰卧位，治疗机下缘平耻骨联合，照射热度37～40℃，距离20cm，受照射后患处皮肤感觉温和舒适为最佳状态，每次30分钟。15日为1个疗程。经净后开始，每日1次或每日2次，若1个疗程结束未愈，可继续第2个疗程治疗。治疗慢性附件炎。

（二）推拿按摩

1. 按摩

（1）常规按摩

［取穴］气海、关元、中极、水道、子宫、带脉、肾俞、血海、阴陵泉、三阴交。

按摩手法：①仰卧位操作：医者用掌根在关元穴区按顺时针方向做较轻缓的揉按1分钟；用双手拇指依次按压或按揉上述腹部各穴，每穴1分钟，以患者自觉小腹部、阴部及股内侧有烘热感为佳；双手拇指依次点揉双侧血海、阴陵泉、三阴交穴各1分钟。操作时，患者应有酸、胀、痛等得气感。②俯卧位操作：用掌揉法或㨰法在腰部两侧膀胱经路线反复操作约5分钟；用双拇指重叠对患者腰骶部的压痛区（或结节、条索等阳性反应物）弹拨数次至数十次，以患者有较强的酸痛感为佳。而后再施以揉法缓解之；双拇指点揉双侧肾俞1分钟；用掌根或鱼际搓擦肾俞、命门穴区和骶部各30秒，以透热为度。每日治疗1次，每次操作1分钟，连续15次为1个疗程，行经期间应暂停治疗。

（2）耳穴按摩：选内生殖器、盆腔、肾上腺、内分泌、交感、神门等穴，施按、捻、摩手法弱刺激10分钟。每日2～5次。

（3）手、足穴按摩：掐点子掌两侧面盆腔点、子宫点、背侧息穴下腹点。点揉足底涌泉穴、足八风穴。按揉手足反应区生殖区、卵巢区、输卵管、子宫、肝区、肾区。

2. 推拿

［取穴］关元、中极、归来、肾俞、八髎、三阴交、阴陵泉。

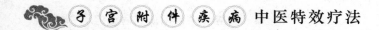

　　[操作]第一步患者仰卧，医者坐于其右侧，以一指禅法推关元、中极、气海，继以鱼际揉少腹（顺时针）5分钟，并点压两侧三阴交、阴陵泉各1分钟，以活血化瘀。第二步患者俯卧，医者以平推法推膀胱经3分钟，并点按肾俞、气海各1分钟，再以掌根向下擦八髎穴，透热为度，以清化湿热。第三步患者坐位，医者坐其背后，以两手小鱼际斜擦两胁肋并点揉肝俞、章门、日月、期门，共5分钟，以舒肝理气。第四步摩小腹及擦八髎、肾俞、命门时间延长，以温经散寒。以上手法可视病情随症加减，整个治疗每天1次，每次20天，15次为1个疗程。

　　（三）艾灸

　　1. 隔物灸

　　处方一：百会、关元、气海、归来、提托、肾俞。

　　[操作]取0.2cm厚的鲜姜片3～4片，用针穿刺数孔，置于穴位上，然后置小艾炷或中等艾炷于姜片上点燃施灸，每次每穴灸3～4壮，每次选3～4穴，每日或隔日1次，10次为1个疗程，疗程间隔4～5天。

　　处方二：主穴取气海、中极、归来，配穴取大肠俞、次髎。

　　[操作]用艾绒做成直径1.5cm，高1.8cm，重约800mg的圆柱置于0.4cm厚的鲜姜片上（姜片置于穴位上）点燃灸之，每穴灸3壮，每壮6～7分钟。

　　处方三：关元、气海、大肠俞、归来、次髎。

　　[操作]用0.2cm厚鲜姜片，刺数孔，放置在施灸的穴位上，然后放上中艾炷点燃，每穴每次施灸5～7壮，每日1次，10次为1个疗程。

　　处方四：神阙。

　　[操作]取适量食盐，炒后研细，撒在神阙穴上，以填平脐窝为度，然后放上1壮黄豆粒大小的艾炷点燃，每次施灸7～10壮，隔日1次，7次为1个疗程。

　　2. 麦粒灸

　　[处方]气海、关元、三阴交、百会。

　　[操作]麦粒灸，每穴5～7壮，隔日1次，10次为1个疗程。

　　3. 温筒灸

　　[处方]会阴部。

［操作］将内装艾绒的圆锥式温筒灸器置于患者会阴下，将点燃的艾卷放入筒内，引燃艾绒熏灸会阴部，每日1次，每次20分钟，10次为1个疗程。

4. 温和灸

［处方］主穴取百会、长强、关元、气海、阴交、三阴交；配穴取八髎、命门、肾俞、天枢、石门、中极、归来、大椎、足三里。

［操作］先将艾绒装在1尺长的筒内，将点燃的艾卷放入筒内，并引燃筒内的艾绒，使患者做膝肘卧式进行熏灸。每次先灸主穴各2～3分钟，交替选配穴2～3个。每日2次，每次30分钟。

5. 温针灸法

［处方］气海、关元、中极、子宫、大肠俞、肾俞。

［操作］先用毫针刺入穴位，中度刺激，得气以后，在毫针的针柄上插上艾卷点燃，使热量从针柄传到穴位局部，病人感到针刺部位热酸胀舒适时施治为效果好，留针20分钟左右，每次选用3～4个穴，隔日1次，10次为1个疗程。

6. 姜酊灸　用肉桂、木香、干姜、赤白芍、紫苏叶各10g，红花、艾叶、丹参各15g，上药共为粗末。先将一块5层纱布垫置于腹部疼痛处，将上药末均匀撒于布边上，2～3分厚，把姜酊倒入药中，以姜酊不外流为度。后将药物点燃，形成大面积热灸。待患者感到明显发热时，再将浸湿的另一块五层纱巾垫立即置于药物上，使药力内传，片刻后，再将上层纱布垫拿掉，倒入少量姜酊于药末中，再点燃，再扑灭。20分钟为1次治病时间，隔日1行，7次为1个疗程。经期停止治疗。用于气滞血瘀或阴寒内盛的慢性盆腔炎所致的腹痛。

（四）贴敷

1. 穴位敷贴：炮姜、红花、肉桂、白芥子、麻黄、胆南星、生半夏、生附子、红娘子、红芽大戟、香油。上药用香油炸枯去渣后，加入章丹即成膏油，再加入麝香、藤黄，摊成膏药，大膏药每张6g，小膏药每张3g，外敷。用时膏药微火温化后贴穴位。腰痛为主者，贴命门、肾俞、气海俞、阳关俞；腹痛为主者，贴归来、水道；腰骶痛为主者，贴关元俞、膀胱俞、上髎、次髎；炎性包块者，则用大膏药敷贴于局部皮肤上。夏天每日1次，冬天每2日1次，连用12次为1个疗程。

2. 双柏散（侧柏叶、大黄、黄柏、薄荷、泽兰）水蜜200g，外敷下腹痛，每

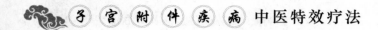

日1～2次，7日为1个疗程。

3. 妇炎散：大黄、姜黄、败酱草、丹参、赤芍、乳香、延胡索、羌活、独活、千年健、透骨草。上药切细末，温水加酒，调成糊状，敷下腹，每日2次，每次30～60分钟，连敷10日。

4. 乌头、艾叶、鸡血藤、防风、五加皮、红花、白芷、川花椒、羌活、独活、皂角刺、透骨草、千年健。上药切细末，布包隔水蒸，热敷少腹，每日1～2次。

5. 妇炎散（大黄，姜黄，败酱草，丹参，赤芍，乳香，延胡索，羌活，独活，千年健，透骨草研末）用温水加酒，调成糊状，敷下腹部，每日2次，每次30～60分钟。

6. 甘遂末320g，麝香0.1g，细面粉加蜜调成糊，分4份，每日用1份，涂敷下腹部的积水肿突处。治疗输卵管积水。

7. 薄贴法

①消化膏：炒干姜30g，草红花24g，肉桂15g，白芥子、胆南星各18g，麻黄、生半夏、生附子各21g，红娘子、红芽大戟各3g，香油2.5kg。将上药用香油炸枯去渣，然后按每500g油兑入樟丹240g，再按750g油兑入麝香4g，藤黄面30g，摊成膏药，大膏药每张重6g，小膏药每张重3g。下腹部痛为主者，用小膏药微火温化后贴归来、水道穴，两侧穴位交替使用；以腰痛为主者，贴命门、次髎穴；有炎性包块者，用大膏药贴敷于局部皮肤上。一般夏季每12小时换药1次，冬季2日换药1次，12次为1个疗程。逢月经停用。适用于各型慢性盆腔炎。

②当归、白芍、红花各500g，生地黄、益母草各240g，川芎、牛膝、牡丹皮、桂枝、黄柏、黄芩、刘寄奴、蒲黄、桃仁各120g，郁金、艾叶、乳香、没药、血竭各90g，冰片9g，香油5kg，广丹3.5kg。除乳香、没药、血竭、冰片、广丹外，其余药放入香油内泡2小时，置火上煎熬，炸枯后，滤渣，再加入乳香、没药、血竭、冰片熔化过滤，在锅内煎熬，滴水成珠时加入广丹。用时将药膏温热熔化，令患者平卧，温水擦净小腹部，先涂香油，把药膏趁热敷上（以不烫伤皮肤为度），凉后再温热药膏，反复4次（约1小时），热敷后再用膏药贴腹部。每日1次，10次为1个疗程。

（五）拔罐

1. 取三阴交、肾俞、关元、腰眼等穴。先刺络、后拔罐、刺拔兼施，1次选取2个穴位，14天为1个疗程。

2. 取大椎、肝俞、肾俞穴；身柱、脾俞、白环俞穴；关元、中极、八髎穴。每次1组，隔日1次，均用刺络留罐法。

3. 取次髎、归来、关元、三阴交、足三里、合谷等穴留罐。

（六）中药灌肠、塞肛

1. 灌肠

（1）紫花地丁、野菊花、鸭跖草、鱼腥草、蒲公英。水浓煎100ml，保留灌肠，每日1次，10次为1个疗程。

（2）鱼腥草30g，黄芪25g，败酱草、益母草、茯苓、蒲公英各20g，桃仁15g，丹参、赤芍、香附、半夏、胆南星、海藻各10g。水煎100ml，待药液温度降至40℃左右时作保留灌肠。每日1次，1个月为1个疗程。治疗慢性盆腔炎。

（3）赤芍10g，蒲公英15g，败酱草20g，肝郁气滞加柴胡或郁金；下腹冷痛加乌药及肉桂；有硬条块加乳香、没药、莪术。两次煎水100～150ml，作为1次灌肠用，每日1次，15次为1个疗程。治疗慢性盆腔炎。

（4）毛冬青水提成125%的毛冬青溶液50ml，加温开水50ml，调温至39～40℃作保留灌肠，每日1次，可连用10～14次，经行时暂停。治疗急慢性盆腔炎。

（5）丹参30g，赤芍、制乳香、制没药、川楝子、桃仁、䗪虫、莪术各15g，煎取100～150ml作保留灌肠，每晚1次，7次为1个疗程。治疗盆腔良性包块。

（6）消炎汤保留灌肠

［处方］红藤30g，蒲公英30g，紫花地丁30g，败酱草30g，香附12g，丹参12g，红花6g，三棱6g。方法：上药浓煎，过滤取汁100～120ml，待药温热，每晚睡前用1次性尿管插入肛门14cm，缓慢注入100ml，于月经干净后开始治，每个疗程7天，共3个疗程。

（7）活血解毒汤保留灌肠

［处方］紫丹参、牡丹皮、红藤、败酱草、白花蛇舌草、红花、黄柏、三

棱、蒲公英、紫花地丁、七叶一枝花、川牛膝各10g。

［用法］浓煎取汁100ml左右备用，嘱病人排空大便后，侧卧床上，待药液降温至37℃左右时，倒入一次性灌肠药袋，将导管用肥皂液润滑后插入肛门15～20cm，缓慢放入药液，拔出导管，嘱病人俯卧位，抬高臀部，1小时后下床，药液保留直肠。月经干净5天开始治疗，每日1次，10天为1个疗程。1个疗程不愈者可在下个月月经干净后再次治疗。

2. 塞肛

（1）康妇消炎栓，每次1粒，每日1次，纳肛内。

（2）苦参、紫花地丁、紫草、蒲公英、败酱草为栓剂，每日1～2枚，用助推器纳入直肠7～15cm处，7日为1个疗程。治疗盆腔炎及盆腔炎性包块。

（3）野菊花栓，每晚睡前30分钟将1粒放入肛门内7～8 cm处。10日为1个疗程，一般3～4个疗程有明显效果。治疗慢性盆腔炎。

（七）刮痧

首先刮拭穴：大椎、大杼、膏肓俞、神堂。配合刮拭穴：冲门、章门、阴陵泉、涌泉、归来、大巨、三阴交、神阙、气海、关元、足三里、肾俞。治疗输卵管积水。

（八）针刺

1. 毫针法

处方一：主穴取气海、带脉、中极、阴陵泉、行间。热毒内壅加大椎、曲池、合谷；瘀血内阻加膈俞、肝俞、血海、太冲；热毒伤阴加太溪、复溜、三阴交、肾俞；气血不足加足三里、三阴交、大赫、气穴。

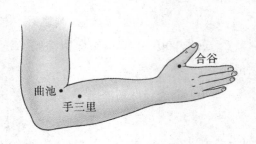

［操作］实证用泻法，下腹部穴位注意针刺的深度，同时不可刺入发炎组织，可以加用电针，下腹部穴位可以加灸。留针30～40分钟。急性盆腔炎每日治疗2次，慢性盆腔炎每日或隔日治疗1次。

处方二：带脉、中极、次髎、阴陵泉、丰隆、血海、行间。

［操作］带脉针尖向中极方向斜刺，进针1～2寸，施捻转泻法。丰隆直刺，进针1～1.5寸，施提插泻法。行间直刺或稍向上斜刺，进针约0.5寸，施捻转泻法。阴陵泉向阳陵泉方向进针，深1～1.5寸，用捻转平补平泻法。中极、次髎、血海操作同前。适用于肝郁化火型。

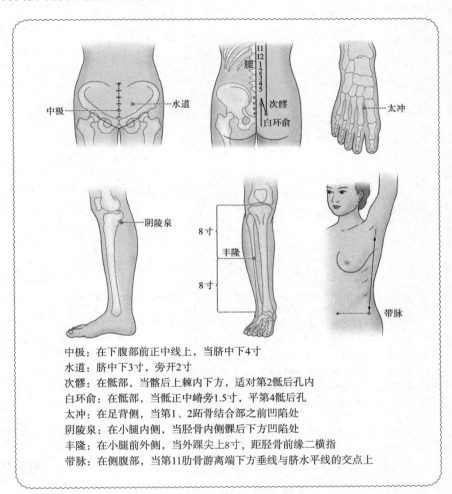

中极：在下腹部前正中线上，当脐中下4寸
水道：脐中下3寸，旁开2寸
次髎：在骶部，当髂后上棘内下方，适对第2骶后孔内
白环俞：在骶部，当骶正中嵴旁1.5寸，平第4骶后孔
太冲：在足背侧，当第1、2跖骨结合部之前凹陷处
阴陵泉：在小腿内侧，当胫骨内侧髁后下方凹陷处
丰隆：在小腿前外侧，当外踝尖上8寸，距胫骨前缘二横指
带脉：在侧腹部，当第11肋骨游离端下方垂线与脐水平线的交点上

处方三：主穴取带脉、气海、行间、阴陵泉、中极、足三里、次髎。热重加曲池、大椎、合谷、复溜、大肠俞；血瘀加膈俞、太冲、蠡沟、血海、肾俞。

［操作］中等刺激，实热证宜用泻法，血瘀证可加电针。留针20分钟。每日或隔日1次，10次为1个疗程。带脉可向下透五枢，中极可透曲骨。也可加用电针，每次选择腹部腧穴或下肢穴位各1对，中等频率通电5～10分钟。

处方四：主穴取上髎、次髎、秩边、维道、子宫穴、中极、三阴交、血海。高热恶寒加刺十二井放血，泻曲池、行间。

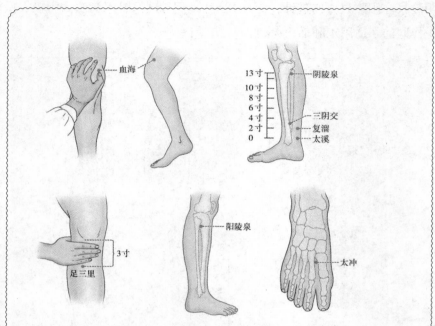

血海：屈膝，在大腿内侧，髌底内侧端上2寸，当股四头肌内侧头的隆起处
阴陵泉：在小腿内侧，当胫骨内侧髁后下方凹陷处
三阴交：小腿内侧，当足内踝尖上3寸，胫骨内侧缘后方
复溜：在小腿内侧，太溪直上2寸，跟腱的前方
太溪：内踝后方，当内踝尖与跟腱之间的中点凹陷处
足三里：小腿外侧，当外膝眼下3寸，距胫骨前缘一横指（中指）处
阳陵泉：在小腿内侧，当腓骨头前下方凹陷处
太冲：在足背侧，当第1、2跖骨结合部之前凹陷处

［操作］上髎、次髎分别刺入第1、2骶孔中，进针1.5～3寸，施提插泻法，患者觉整个骶部均出现酸麻胀为佳。秩边用芒针刺法，对准水道穴，进针3～5寸，施捻转泻法，令针感传至会阴部或小腹部，施术1～2分钟，不留针。骶部穴位起针时若有出血勿止，任其自然流出。维道、子宫穴均呈45°角向中极方向针刺，进针1～1.5寸，施捻转泻法。中极直刺，深1～1.5寸，施提插泻法。三阴交、血海均直刺，进针1～1.5寸，施提插泻法。适用于热毒炽盛型。

处方五：三阴交、中极、次髎、气海。

［操作］进针得气后，施提插捻转补泻手法，中等强度刺激。月经过后4～5天开始治疗，每天1次，至经前2～3天停止。适用于血瘀型。

处方六：主穴取关元、气冲、中极、三阴交。湿热内蕴加上髎、阴陵泉、归来、蠡沟；肝肾阴亏加肝俞、肾俞；气血不足加足三里、公孙。

［操作］穴位常规消毒，针刺肝俞、足三里、肾俞用补法，不留针，余穴均用平补平泻手法，留针20分钟左右。每日1次，15次为1个疗程，经前10天左右开始治疗，经期不停。

处方七：合谷、曲池、行间、中封、冲门、次髎。

［操作］合谷、曲池、行间、中封、次髎可反复提插捻转，施行泻法。冲门因在病变部位附近，针刺时注意不要刺中发炎组织。留针时间可适当延长至1小时左右。适用于湿热壅盛型。

处方八：阴陵泉、行间、中极、维胞。

［操作］常规针刺，进针得气后，施提插捻转补泻法。每日1次，10次为1个疗程。适用于湿热壅盛型。

2. 耳针法

处方一：子宫、卵巢、内分泌、肾上腺。

［操作］中等刺激，留针20分钟，每日1次，或耳穴埋针。

处方二：盆腔、子宫、肾上腺、卵巢、三焦、内分泌、肝、脾、肾。

［操作］每次选用3～4穴，急性盆腔炎用针刺法或加用电针，或用埋针法，也可耳背寻找瘀血络脉放血。每日治疗1次，慢性盆腔炎用针刺法，也可用埋针、埋丸法。

处方三：脾、肾上腺、子宫、盆腔、三焦。

［操作］取单侧穴，用0.5寸毫针，刺入软骨，留针30～60分钟。每日或隔日1次，亦可用锨针埋针法，两耳交替使用。

处方四：子宫、卵巢、内分泌、交感、腹。

［操作］用28号0.5寸毫针垂直于皮肤轻轻捻

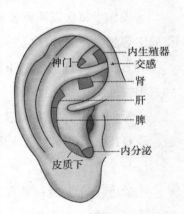

△被遮盖的以点表示的穴位
----- 内侧面穴区线

入穴内，深度可达0.1寸左右，留针15~20分钟，留针期间可捻针刺激1~2次，每次只用1耳，双耳轮用，每日或隔日1次，10次为1个疗程。也可用耳内埋针的方法治疗。

处方五：子宫、内分泌、卵巢、膀胱、盆腔。

［操作］中等或强刺激，留针20~30分钟，隔日或每日1次，10次为1个疗程。也可埋针3~7天。

3. 电针法

处方：子宫、肾俞、归来、气海、中极、三阴交。

［操作］每次取3~4个穴，中等刺激，得气后，接电针仪，通电，使用疏密波，电流强度以患者能耐受为宜，每次通电留针20~30分钟。

（九）皮肤针叩刺

处方一：脊柱两侧、骶部、腹部两侧、少腹部和胃脘部。

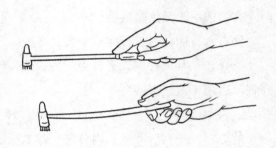

［操作］用皮肤针按常规点刺脊柱两侧，重点为5~8椎，点刺腰、骶、腹部两侧，配合刺下腹部及胃部，纵横刺，用弹刺手法，勿使出血，每日1次，15次为1个疗程。

处方二：腰$_3$~骶$_3$夹脊、小腹部任脉、肾经、胃经、脾经。

［操作］每次以叩刺腰、骶夹脊穴为主，再轮流辅以腹部诸经腧穴。手法用重或中等刺激，隔日1次。本法主要用于慢性盆腔炎。

处方三：脊柱两侧、下腹部、腹股沟、腰部、骶部、三阴交、期门、带脉区、阳性反应物处，腹胀痛甚者叩刺下腹部。

［操作］中、重度刺激，叩刺顺序应从上到下，由外向里，反复叩刺3~4遍，隔日1次，10次为1个疗程，疗程间隔5~6天。

（十）刺血

［处方］乳上型：膏肓、魄户、附分；乳中型：膏肓、魄户、神堂；乳下型：膏肓、神堂、譩譆。

［操作］常规消毒后用三棱针点刺，每穴放血3滴，每日1次。穴位放血后

令患者侧身卧床，患侧上肢肘关节屈曲，将前臂压于身下以手麻为度。局部湿热敷，每日3次，每次30分钟。

（十一）穴位注射

处方一：维胞、气穴、关元、气海、肾俞、次髎、足三里、三阴交。

［操作］注射液取维生素$B_1$25mg加生理盐水稀释到5ml，或用黄连、当归、红花、胎盘等注射液，每次选用2～4穴，在所取穴位附近寻找阳性反应点，每穴注射药液0.5～1ml，隔日注射1次。本法主要用于慢性盆腔炎。

处方二：维道、带脉、中极、次髎、阴陵泉。

［操作］每次选用2穴，用黄连注射液或板蓝根注射液或穿心莲注射液，也可用当归注射液或丹参注射液，每穴注入药液2ml，每日1次，20次为1个疗程。

处方三：水道、曲骨、带脉、次髎、阴陵泉。

［操作］急性盆腔炎可用黄连素、板蓝根注射液每穴1～3ml，每日1次，10次为1个疗程。

处方四：中极、关元、归来、肾俞、三阴交、阴陵泉。

［操作］每次选用2～3穴，用1%普鲁卡因或穿心莲注射液5～8ml，每穴注入2～2.5ml药液，隔日1次，7～10次为1个疗程，疗程间隔7天。

处方五：中极、归来、关元、维胞、次髎、三阴交、足三里。

［操作］当归注射液或胎盘注射液或丹参注射液，每穴3～5ml，每日1次，7次为1个疗程。

处方六：三阴交。

［操作］穴位常规消毒，取2ml一次性注射器，6.5号针头，吸取维生素K_3注射液8mg，将针快速刺入三阴交穴，轻轻捻转针体，使患者产生酸、麻、胀或有放射感，抽吸无回血后，慢慢注入药液，每侧穴位4mg，针后按压针眼，贴以消毒邦迪胶布，以防感染。

三、临床治疗心得

盆腔炎性疾病未得到及时正确的诊断或治疗，可能患盆腔炎性疾病后遗症，既往称慢性盆腔炎。该病可造成输卵管阻塞、积水，盆腔粘连，输卵管卵巢囊肿，导致慢性盆腔疼痛、不孕症等。本病属中医学痛经、带下病、癥瘕、不孕等范畴。

盆腔炎性疾病后遗症患者有盆腔炎反复发作史，或产褥期、手术等感染史，或有产后、流产后、经期性生活史等诱因。笔者认为本病常为盆腔炎性疾病未得到及时正确的彻底治疗，或患者体质较差病程迁延所致，部分患者也可无盆腔炎性疾病病史，如沙眼衣原体、解脲支原体感染所致。而从中医角度分析认为本病是机体正气未复，余邪未尽，遭受湿、热、瘀之邪侵袭，交结积蓄于胞宫而致。

本病缠绵难愈，重伤正气，故临床常见寒热错综、虚实夹杂之证。因此，笔者在临床上治疗本病时多予以清热解毒，祛瘀镇痛为主，兼以疏肝解郁及扶正祛邪等治疗方法。多拟刘老之"柴枳败酱汤"加减，盆腔炎性疾病后遗症多为虚症，治疗时常需加党参、黄芪、川芎、白芍等补益正气之品；临床中也不乏合并肝郁气滞者，此时则需加逍遥散疏肝理气。在治疗本病时，笔者除予以患者内服药物外，还常结合保留灌肠、中药热敷、理疗等方法，以提高疗效。

第四节　生活起居

一、起居

1. 注意经期卫生：目前绝大多数的女性朋友都能做到经期避免同房，但是由于现代职业女性工作压力越来越大，不能在经期得到充分的休息，而必须要像男人一样拼命工作，这样久而久之就易于形成盆腔的充血，抵抗力下降，形成盆腔炎。因此，女性在经期首先要避免同房；其次，要注意休息。

2. 人流术后及上环、取环等妇科手术后阴道有流血，一定要禁止性生活，禁止游泳、盆浴、洗桑拿浴，要勤换卫生巾，因此时机体抵抗力下降，致病菌易乘机而入，造成感染。

3. 固定性伴侣，对于男女双方都有多个性伴侣的情况下，女性发生盆腔炎的概率要较性伴侣固定的女性高几十倍，而性病的发生率也随之成倍增加。严肃性态度，固定性伴侣是我们应该坚持的原则。

4. 使用避孕套：一种有效预防盆腔炎且代价极低的防护办法，就是大力推广避孕套的应用。即使夫妻之间，使用避孕套也能显著降低女性盆腔炎的发生率。因此，我们应该更新观念，避孕套不仅是避孕的好方式，而且能够保护女性朋友免受盆腔炎的痛苦折磨。但是，需要提醒的是，避孕套并不是万能的，它并不能隔绝所有的病毒传播，比如人乳头状瘤病毒。因此，洁身自好也许是最好的防护办法。

5. 有些患者因患有慢性盆腔炎，稍感不适，就自服抗生素，长期服用可以出现阴道内菌群紊乱，而引起阴道分泌物增多，呈白色豆渣样白带，此时，应立即到医院就诊，排除外阴阴道假丝酵母菌病。

6. 女性朋友如暂时没有要孩子的打算，在平时要做好避孕工作，尽量减少人流手术带来的创伤。如果女性意外怀孕了，一定要选择专业正规的医院，保证手术在无菌的环境中完成，避免术中病菌侵入。在术后也一定要注意卫生，防止术后感染及盆腔炎的发生。

7. 平时女性不要长久的坐着，要适当增加运动，增强身体抵抗力。另外，爱美的女性不要因为爱美，长时间穿紧身裤，这样身体不能很好的通风，容易导致病菌的滋生。

8. 在平时要勤晾晒被褥，杜绝各种感染途径；勤换内衣裤，尤其是在夏天，最好保证一天一洗；保持会阴部清洁、干燥，每晚用清水清洗外阴，做到专人专盆，不可用热水、肥皂等洗外阴，如此会破坏阴道原有的酸碱平衡，导致病菌的入侵，进而导致盆腔炎的发生。

二、饮食

盆腔炎病人要注意饮食调护，要加强营养。发热期间宜食清淡易消化饮食，对高热伤津的病人可给予梨汁或苹果汁、西瓜汁等饮用，但不可冰镇后饮用。白带色黄、量多、质稠的患者属湿热证，忌食煎烤油腻、辛辣之物。少腹冷痛、怕凉，腰酸痛的患者，属寒凝气滞型，则在饮食上可给予姜汤、红糖水、桂圆肉等温热性食物。五心烦热、腰痛者多属肾阴虚，可食肉蛋类血肉有情之品，以滋补强壮。

1. 佛手玫瑰花煎 佛手12g，玫瑰花10g，败酱草40g，加水300ml，水煎取汁，加入红糖适量，每日分2次服。

2. 桃仁赤芍粥 桃仁10g，赤芍12g，薏苡仁50g，加水适量，煮成粥，调入红糖煮沸食，每日1剂。

3.当归川芎地榆煎　当归12g，川芎12g，生地榆10g，加水适量，煮20分钟，取汁调入红糖煮沸饮服。分2～3次服，每日1剂，连服5～7日为1个疗程。

4．生地黄鸡　生地黄250g，乌鸡1只，饴糖150g。将鸡去毛，肠肚洗净切细，将生地黄与饴糖和匀，纳鸡腹中，隔水蒸熟，不用盐醋等调料。

5．皂角枣粥　皂角刺30g，大枣10枚，同煎30分钟以上，弃渣取药液300～400ml，加粳米30g煮成粥状，分2次服。治疗亚急性盆腔炎。

6．槐花薏米粥　槐花10g，薏苡仁30g，冬瓜仁20g，大米适量。将槐花、冬瓜仁水煎成浓汤，去渣后再放薏苡仁及大米同煮成粥服食。治疗湿热壅盛型盆腔炎。

7．山楂佛手苦荬菜汤　山楂30g，佛手15g，苦荬菜60g，同煎水服。治疗气滞血瘀型盆腔炎。

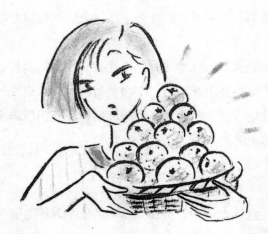

三、活动、运动

繁忙不忘运动：可以参加各种方式的体育活动，尤其是跑步、登山等耐力训练，增强抵抗力。目前城市里的女性，尤其是职业女性，工作压力越来越大，时间越来越紧，身心均处于疲惫不堪的状态，基本没有空闲时间，即使有一点时间也往往以睡觉为主。这样一来，体力越来越差，抵抗力也越来越低，久而久之，往往会给病菌以可乘之机，形成盆腔炎的高发人群。因此，女性朋友应利用一切可能的时间加强锻炼，比如骑自行车去上班，坐公交车的女士可提前两站下车步行到单位，工作间隙站起来活动一下筋骨，在家边看电视边做体操。

四、服药及饮食忌口

盆腔炎患者在平时更要注意饮食调护，要加强营养。发热期间以清淡易消化饮食为主。对高热伤津的病人可给予梨汁或苹果汁、西瓜汁等饮用，但不可冰镇后饮用。忌食煎烤油腻、辛辣之物。

第 5 章

痛　经

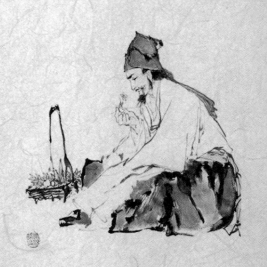

李某，20岁，未婚，2011年4月2日初诊。痛经5年余未愈，腹痛拒按，经量多，色红夹块，伴恶心，大便频数，每次经期均须卧床休息，月经周期延后5～20天，带下量多，色白时黄，质稠，无异味，纳可。末次经期2月19日来潮。舌淡红，苔薄白，脉细。B超检查子宫、附件未见异常。

［诊断］痛经。

［辨证］寒热错杂证。

［治法］温经散寒，清热调冲。

［方剂］乌梅丸加味。

［组成］乌梅9g，细辛3g，干姜3g，黄连3g，党参10g，炒黄柏5g，益母草30g，7剂。

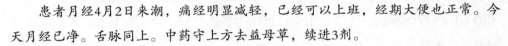

2011年4月9日复诊

患者月经4月2日来潮，痛经明显减轻，已经可以上班，经期大便也正常。今天月经已净。舌脉同上。中药守上方去益母草，续进3剂。

2011年4月25日复诊

经前1周，无不适，舌脉同上。中药守4月2日方，益母草改为15g。

2011年4月30日复诊

月经未来潮，舌脉如上。中药守上方续进7剂。

2011年5月9日复诊

末次经期5月2日来潮，无痛经，今日月经已净，舌脉同上。中药守4月2日方去益母草，7剂。

2011年5月25日复诊

经前1周，咳嗽，舌脉同上。

乌梅9g，细辛3g，干姜3g，当归6g，淡附子3g，川花椒3g，桂枝3g，党参10g，炒黄柏5g，牛蒡子12g，桔梗6g，益母草15g，7剂。

2011年6月4日复诊

末次经期6月1日来潮，无痛经，偶有咳嗽，咽痛，舌脉同上。

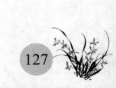

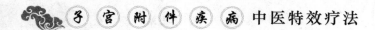

方药守上方去益母草加炒栀子10g，7剂。

随访6个月痛经已痊愈。

第一节 诊断与鉴别诊断

一、概述

每于行经前后或行经期间出现下腹部疼痛者，称痛经，又称经行腹痛。以月经初潮后2～3年的青年女性多见。据全国女性月经生理常数协作组调查，痛经在我国女性的发病率为33.19%，属妇科常见病。

痛经，首见于《金匮要略·妇人脉证并治》，谓："带下，经水不利，少腹满痛。"《诸病源候论》立有"月水来腹痛候"，作为一个独立病证进行论述。《妇人良方大全》认为痛经有因于寒者、气郁者、血结者。以后历代妇科专著在此基础上不断有所发展。《医宗金鉴·妇科心法要诀》指出痛经有寒、热、虚、实的不同，应予辨别。《傅青主女科》认为痛经与肝、肾、脾有关，分别立宣郁通经汤、温脐化湿汤、调肝汤等以分证论治。说明我国对痛经一证的认识与治疗是不断有所发展而逐渐完善的。

西医学把痛经分为原发性和继发性痛经，原发性痛经指生殖器无明显器质性病变的痛经，占痛经90%以上；继发性痛经指盆腔器质性疾病引起的痛经，如子宫内膜异位症、盆腔炎、生殖器肿瘤、子宫发育异常、子宫过度前屈或后倾、子宫颈管狭窄等导致的痛经。本章仅叙述原发性痛经。

二、诊断

1. 病史　应注意有无起居不慎、情志刺激、经期感寒或过食生冷等。了解患者疼痛发生的时间和性质，即下腹疼痛或痛引腰骶的征象是否属经期或行经前后，有规律的周期性出现，随后即逐渐减轻以至消失，下次经期又复发作。

2. 临床表现

（1）原发性痛经在青春期多见，常在初潮后1～2年发病。

（2）疼痛多自月经来潮后开始，最早出现在经前12小时，以行经第1日疼痛最剧烈，持续2～3日后缓解，疼痛常呈痉挛性，通常位于下腹部耻骨上，可放射至腰骶部和大腿内侧。

（3）可伴有恶心、呕吐、腹泻、头晕、乏力等症状，严重时面色发白、出冷汗。

（4）痛经疼痛有轻有重，但迄今尚未有科学仪器测定其程度，临床多根据患者的诉说并结合其表现以判定痛经的程度，可分为重、中、轻三度。

重度：行经期或其前后，小腹疼痛难忍，坐卧不安，不能坚持工作和学习。多伴有腰骶疼痛，或兼有呕吐、泄泻、肛门坠胀、面色苍白、冷汗淋漓、四肢厥冷、低血压等，甚者昏厥。

中度：行经期或月经前后，小腹疼痛难忍，或伴腰部疼痛、恶心呕吐、四肢不温，采用止痛措施疼痛可缓解。

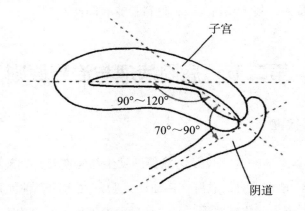

轻度：行经期或其前后，小腹疼痛明显，或伴腰部酸痛，但尚可坚持工作和学习，有时需服止痛药。

3. 检查

（1）全身检查：下腹部有压痛，一般无腹肌紧张或反跳痛。

（2）妇科检查：常无异常发现，部分患者可见子宫体极度屈曲。

（3）辅助检查：①经血前列腺素测定：一般$PGF_{2\alpha}$值异常升高；②B超检查：一般无异常发现，可排除器质性病变。

三、鉴别诊断

1. 原发性痛经与继发性痛经的鉴别　鉴别关键在于有无生殖器病变。原发性痛经多见于初潮后及青年未婚未育的女子，妇科检查盆腔无明显的生殖器官器质性病变；继发性痛经者原无痛经病史，若干年后开始出现痛经，多发于已婚或经产妇，以子宫内膜异位症引起者多见。明确原发、继发更有利于针对病因治疗。

2. 异位妊娠　有停经史或月经量少，若异位妊娠破裂出血，则伴发一侧下腹部剧烈疼痛拒按，腹肌紧张，血 β -hCG及B超检查有助于诊断。

3. 先兆流产　有停经史及早孕反应，可见阴道流血，妊娠试验阳性，B超检查子宫腔内有孕囊。

4. 盆腔炎性疾病后遗症　平素腰骶部及小腹坠痛，经期加重，带下量多，有异味，月经量多，甚至经期延长，妇科检查有阳性发现。

第二节　病因病理与治疗原则

一、病因病理

1. 中医病因病机　中医学认为痛经的发生与经期及经期前后女性处于特殊生理状态有关。因此时期，血海气盛血旺，胞宫气血由经前充盈到经期泻溢至经后暂虚，冲任气血变化较急骤，易受致病因素干扰，加之体质因素的影响，导致胞宫气血运行不畅或失于煦濡，"不通则痛"或"不荣则痛"。其机制有寒、热、虚、实之分，但以实证为多。如气滞血瘀、寒湿凝滞、湿热壅阻等，皆因邪气阻滞气机，使血气运行不畅，经血泻而不下，不通则痛。但非行经时何以不痛，因平时冲任之气血未盛，经水未至胞中，未到泻之时期，冲任、胞宫气血平和，虽有寒、热、瘀、湿之邪气蕴伏其中，尚不会出现疼痛。一到冲任、胞宫气血充盛满盈，月经届期而泻，冲任、胞宫气血变化急骤，并为蕴伏之邪所阻遏，障碍经水之顺利排出，则不通而痛，此为实证痛经。一旦瘀血排出或经血畅行，则疼痛缓解，故经后痛止。又有患者血气本虚，肝肾亏损，行经之后，血气外泄而更虚，胞宫、胞脉失于濡养而拘急，此为虚证痛经。待经净6～7日后，机体精血逐渐恢复，冲任气血渐充，胞宫、胞脉也得以恢复充养，则疼痛渐除。上述虚实二端，如得到适当的调治，使病机逆转，病可向愈，否则下次月经来潮时疼痛又反复发作。

2. 西医病因病理　西医学认为原发性痛经的发生主要与月经时子宫内膜前列腺素含量增高有关。研究表明，痛经患者子宫内膜和月经血中$PGF_{2\alpha}$和PGE_2含量均较正常妇女明显升高。$PGF_{2\alpha}$含量升高是造成痛经的主要原因。$PGF_{2\alpha}$和PGE_2是花生四烯酸脂肪酸的衍生物，在月经周期中，分泌期子宫内膜前列腺素浓度较增生期子宫内膜高。月经期因溶酶体酶溶解子宫内膜细胞而大量释放，使$PGF_{2\alpha}$及PGE_2含量增高。$PGF_{2\alpha}$含量高可引起子宫平滑肌过强收缩，血管挛缩，造成子宫缺血、缺氧状态而出现痛经。增多的前列腺素进入血液循环，还可引起心血管和消化道等症状。血管加压素、内源性缩宫素以及β-内啡肽等物质的增加也与原发性痛经有关。此外，原发性痛经还受精神、神经因素影响，疼痛的主观感受也与个体痛阈有关。无排卵的增生期子宫内膜因无孕酮刺激，所含前列腺素浓度很低，通常不发生痛经。

二、治疗原则

1. 中医学治疗原则　中医学认为痛经的治疗原则，以调理冲任气血为主，须根据不同的证候，或行气，或活血，或散寒，或清热，或补虚，或泻实。治法分两步：经期调血止痛以治标，迅速缓解、消除疼痛。须注意适时用药：若经前或正值行经时疼痛发作者，当于经前3～5日开始服药，痛止停服；若

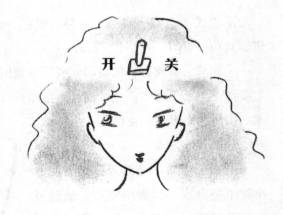

经净后疼痛发作者，可于痛前3～5日开始服药。平时应辨证求因以治本。一般须治疗2～5个月经周期。本病实证居多，虚证较少，"夹虚者多，全实者少"，处方用药应以通调气血为主，兼顾标本虚实。

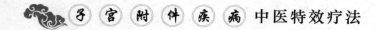

2. 西医学治疗原则　西医学认为痛经应重视心理治疗，月经时的轻度不适是生理反应，消除紧张和顾虑可缓解疼痛。足够的休息和睡眠、规律而适度的锻炼、戒烟均对缓解疼痛有一定的帮助。疼痛不能忍受时可辅以药物治疗。

第三节　治疗方法

一、内治法

（一）经典古方

1. 气滞血瘀证

［临床证候］经前或行经期间小腹胀痛拒按，经前有乳房胀痛或胸胁胀满不舒；或月经周期先后不定，量或多或少，行而不畅，经色紫暗，质稠夹有血块，或呈大块膜样排出，血块排出后则腹痛暂行缓解，如血块未排净，缓解后又复疼痛，至经血基本干净后腹痛才消失。常伴有急躁不宁，甚或恶心呕吐等症。舌紫暗或有瘀点瘀斑，脉弦或弦涩。

［治法］活血化瘀，理气行滞止痛。

［方药］膈下逐瘀汤。

［组成］当归、川芎、赤芍、桃仁、红花、枳壳、延胡索、五灵脂、牡丹皮、乌药、香附、甘草。

［加减］痛甚者，加血竭末或另冲服田七末；痛而呕吐者，重加半夏，并加生姜汁一小匙于药中；经量多者，重加益母草及适量蒲黄；属膜样痛经者，加莪术、山楂、血竭末、益母草、水蛭。

2. 寒湿凝滞证

［临床证候］经前或行经期间，小腹下坠冷痛，温熨则痛减，或经量少，色暗滞，夹有小血块，或经期延后，面色青白，四肢不温，畏寒身痛，舌淡暗，苔白滑。脉沉紧。

［治法］温散寒湿，活血化瘀，

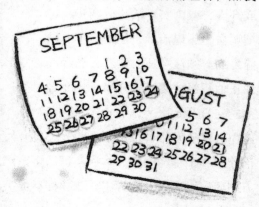

理气止痛。

［方药］少腹逐瘀汤。

［组成］桂枝，干姜，五灵脂，没药，小茴香，当归，川芎，赤芍，延胡索，蒲黄。

［加减］湿气重者，加苍术、车前子、茯苓；恶心呕吐者去没药，加橘皮、半夏、藿香；血块多者加桃仁、水蛭、益母草；痛甚者加沉香、罂粟壳；脾阳虚甚者加乌药、苍术、白豆蔻。

3. 湿热壅阻证

［临床证候］经期小腹疼痛拒按，或平时小腹闷痛不舒，行经时疼痛加剧。伴有月经先期、月经过多或经期延长，色深红，质稠或有血块，平时肢体倦怠，烦热，带下黄稠或有臭气，或外阴有灼热瘙痒感，小便短少黄赤，舌红，苔黄腻，脉弦数或滑数。

［治法］清热利湿，化瘀止痛。

［方药］清热调血汤加黄柏、蒲公英。

［组成］生地黄，牡丹皮，黄连，当归尾，芍药，川芎，桃仁，莪术，香附，延胡索，红花。

［加减］经血多者去川芎、莪术，加益母草、地榆、黑栀子；血块多者加益母草、山楂；平素带下黄稠者去川芎，加败酱草、生薏苡仁、车前草；有盆腔炎症者平时可用败酱草、苦参、连翘，黄柏煎液或用毛冬青甲素液作保留灌肠，以消除炎症。

4. 虚寒证

［临床证候］经期或经后小腹冷痛而喜按，得温则舒，或经行后期量少，色淡红而质稀，形寒怕冷，面色苍白，腰膝酸冷，口淡纳差，大便溏薄，小便清长，或夜尿多，舌淡红，苔薄白，脉沉细迟。

［治法］温经散寒，养血止痛。

［方药］温经汤。

［组成］人参，当归，川芎，白芍，肉桂，莪术，牡丹皮，甘草，牛膝。

［加减］纳呆、大便溏泄者加木香，鸡内金；内寒明显者加干姜、补骨脂；腰膝酸痛者加狗脊、桑寄生、川续断。

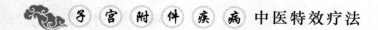

5. 气血虚弱证

［临床证候］经期或经后小腹隐隐作痛，或小腹有空坠感，按之则痛减，经量或多或少，色淡红而质稀，周期或先或后。偏于气虚而失于统摄者，则量多而先期；偏于血虚而来源不足者，则量少或后期。面色㿠白或淡黄无华，神疲气短，头晕心悸。舌淡红，苔薄白，脉细弱。

［治法］补血益气，调经止痛。

［方药］圣愈汤加鸡血藤。

［组成］人参，黄芪，当归，川芎，熟地黄，白芍。

［加减］脾虚气滞者加砂仁、木香；阳气虚者加补骨脂、淫羊藿。

6. 肝肾亏损证

［临床证候］经后小腹绵绵作痛，经量或多或少，色淡而质清稀，伴腰部酸痛，头晕耳鸣，小便清长或夜尿频多。偏于肝肾阴虚者，可伴潮热，口干咽燥，烦扰而夜睡不宁，舌淡暗或嫩红，少苔，脉沉细弱，两尺无力。

［治疗原则］补肾养血，调肝缓痛。

［治法］补肾养血，调肝缓痛。

［方药］调肝汤。

［组成］当归，白芍，阿胶，山药，山茱萸，巴戟天，炙甘草。

［加减］偏于肾阳虚者加补骨脂、仙灵脾；偏于肝阴不足者加女贞子、枸杞子。

（二）名家名方

1. 班秀文诊治经验（广西中医学院主任医师、教授，国医大师）　班老治疗痛经以"通"为主，用药重平和，偏温化。班老认为痛经之因虽有寒、热、虚、实之分，但不外冲任气血运行不畅，经血瘀阻胞宫所致。盖气滞则血瘀，寒侵则气机收引凝涩；热盛则经血受灼，运行不畅，湿邪重浊黏滞，阻遏血脉；若气血亏虚，则运行乏力。以上诸因最终均可导致气血运行不畅，"不通则痛"，故痛经治疗以"通"为主。化瘀滞，畅气血，通则不痛。根据寒热虚实的不同，临床上，遇寒则温而通之，热则清而通之，虚证补而通之，实证泻而通之。温清补泻均以调和气血为主要目的，但因通行之品，其性不是辛温香燥，便是行气破血，若使用不当，反易伤气血，故用药时以平和为贵，如血热则清，药宜甘凉，如鲜荷叶、鲜茅根之类；血瘀宜化，药宜甘辛微温，如鸡血藤、红花、苏木、泽兰之类；气滞则疏，药宜辛平芳淡，如素馨花、玫瑰花、玉兰花之类；虚寒则温补，药宜甘温益气，如黄芪、人参、龙眼肉之类。总之，用药时宜平和，防其偏性，则气血调和，经行畅通，其痛自止。痛经多与月经不调，带下病并见，治疗过程中，必须注意其兼症的轻重缓急，时止痛以调经，时调经以止痛，或治带以调经止痛。班老认为瘀之形成，或因寒凝，或因痰湿、肝郁、热解、气虚，寒邪凝滞宜温化之，肝气郁滞宜疏解之，然芳香之品多辛温，气虚阳虚当温养之，瘀血得温则行，故治疗痛经多用温药，善用金匮温经汤进行加减治疗。

治疗时重视疏肝理气、活血化瘀，班师认为，经者血也，痛者滞也，治疗痛经重在疏肝理气、活血化瘀。临床上，行经时小腹、少腹胀痛同时多伴有腰骶坠胀酸痛，胸胁、乳房胀痛，经行头痛等，此属肝气郁滞，血行不畅。班师常用黑逍遥散加素馨花、佛手花、合欢花、玉兰花、玫瑰花等芳香之品以养血疏肝、调气止痛。逍遥散为疏肝健脾养血调经之剂，可治肝郁血虚之痛经。黑逍遥散为逍遥散加生地黄或熟地黄，班师去地黄而用黄精。二者皆为补阴之品，然黄精偏于补脾阴。脾为后天之本，以运为健，以升为用，黄精易地黄，既可养阴益血，又可防地黄滋腻碍脾之弊。辛平香淡之花类药，可防止过燥伤阴。若气滞导致血瘀，经行及将行第1天少腹、小腹痛甚于胀，经色紫黯夹瘀血块者，班师喜以桃红四物汤加莪术、益母草、延胡索治之。莪术辛苦微温，辛能开，苦能泄，温能养，为血中之气药，既可活血又可行气，且不伤正气，妇人用之尤宜。益母草辛苦微寒，活血化瘀通经，且有理血作用，为治疗痛经常用药。

同时班老主张分阶段调治，经前防痛，治疗以活血为主；经期治痛，治疗以调和气血为主；经后调养，以补益气血为主，简称活、和、补三法。四物汤为治血通剂，班师巧用四物调经，经前当归、川芎药量相等，均用10g，赤、白芍同用，并加入莪术、苏木、延胡索等以活血，佐以香附理气行滞，以助血行。经期用四物汤，川芎用3～6g，防其辛香行散，致经量过多，并加入鸡血藤15g，丹参10g，益母草15g等以和血止痛。经行之后，气血亏虚，冲任胞宫失养，于四物汤中加入党参15g，炙黄芪20g等以健脾益气，气能生血，气血充盛，运行通畅，自无瘀滞之患。

2. 罗元恺诊治经验（已故广州中医学院妇产科教研室主任，中医妇科学

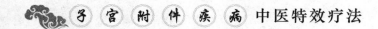

家，名老中医） 罗老认为，痛经多因于瘀，以实证居多。瘀，积血也，妇女以血为主，经、孕、产、乳均以血为用，血贵流通，月经以按期宣泄为顺，若瘀血壅滞胞中，经血不得畅下，不通则痛。血之与气，相辅而行，血壅滞成瘀，则气也运行不畅，气滞血瘀，往往互相搏结。瘀的形成，也因于寒凝或热灼，寒性收引，血液运行凝滞，热灼津液，血液黏滞，运行受阻成瘀，如常见的原发性痛经（膜样痛经）、子宫内膜异位症、子宫腺肌症、盆腔炎等，多见月经第1～2天腹部胀痛或绞痛，经行不畅，有血块，块下痛减。瘀为有形实邪，本为实证，但由于体质关系，可见虚实夹杂之证。若气血虚弱或肝肾不足，冲任空虚，胞脉失养，虽有腹痛，其痛也轻。

罗老认为实证痛经的治疗，宜选用行气活血、走而不守之品，使经行畅通。他自制田七痛经胶囊以田七、蒲黄、五灵脂、川芎、延胡索等活血化瘀，行气止痛；小茴香暖宫散寒止痛，治疗痛经效果极佳。

（1）寒凝血瘀用少腹逐瘀汤；经量多或延期不止，加益母草30g，艾叶12g，续断15g；血块多者，加桃仁15g，鳖甲30g；疼痛剧烈者，加田七末（冲服）3g，或血竭末（冲服）0.5g。

（2）血热瘀阻者见经色深红或紫红，质稠浓，血块多，伴烦躁，口干，唇红，舌质红，苔黄，脉弦滑数。用血府逐瘀汤加减治疗；经量少者加丹参20g；经量多者，加益母草30g，蒲黄9g；有包块者加三棱10g，莪术10g；烦热者加牡丹皮12g，栀子12g；血块多而痛剧者，加水蛭6g，延胡索15g。

（3）气滞血瘀者用膈下逐瘀汤加减治疗。经量淋漓量少者加丹参20g；善太息者，加郁金15g；有包块者，加三棱10g，莪术10g，穿山甲12g。

3. 黄绳武诊治经验（已故湖北中医学院附属医院妇科主任医师、教授，名老中医） 黄老认为痛经治疗重补养经血，经期经血外流，在经血不足之时有兼气血郁滞致痛，其机制为气血不和。对痛经的治疗，除了遵循"通"的治则外，还应注意培补耗损不足，注意补养精血。黄老喜用四物汤为基本方，四物汤养血活血补中有养，活中有养，通治血证百病。方中当归、川芎为血分动药行血气，地黄、芍药血分静药养精血。痛经为气血之病，四物治血有余，治气不足，黄老喜酌加香附、乌药、艾叶、川楝子、延胡索等气药以补其治气不足。黄老养血和血方治疗功能性痛经效佳，药用当归10g，白芍20g，枸杞子15g，川芎10g，香附12g，甘草6g。乳胀者加柴胡；烦热口苦加川楝子、牡丹皮；畏寒肢冷加巴戟天、菟丝子；瘀块痛加炒蒲黄、泽兰；属热加益母草、丹参；便溏加炒白术、茯苓、党参；呕吐属寒加吴茱萸，属热加竹茹；子宫内膜异位有实性结节，加血竭。

少女痛经多重肾论治，原发性痛经多见于年轻未婚女子，此类患者多面色不华，形体消瘦，多由肾气不充所致；黄老治疗少女痛经多从肾论治或兼顾到肾，特别注意滋补肾精。喜用胶艾四物汤和芍药甘草汤加枸杞子、山茱萸填补肾精，巴戟天温肾阳，若肾精亏损甚者重用熟地黄大补精血，重用芍药20～24g酸甘化阴，缓急止痛。

4. 夏桂成诊治经验（江苏省中医院妇科主任医师，教授，享受国务院特殊津贴专家） 夏老认为，痛经治疗重在补肾调周期，痛经发作于月经前，亦发作于经间期，其根本原因在于经间期阴阳消长转化不利。子宫藏泄作用有赖于肾阳的支持，阳气不足，气化不利，瘀浊凝结子宫内，经行血泄不利，损络致痛。痛经的治本方法在于调经补肾，重点掌握月经周期后半期的调治，经间期、排卵期及经前黄体期的治疗，经间排卵期治以滋阴助阳，调气活血，促进排卵顺利，自制补肾排卵汤：当归10g，赤芍、白芍、怀山药、山茱萸、熟地黄、牡丹皮、续断、菟丝子、紫石英各10g，红花6g。经前黄体期以养血补阳，稍佐疏肝理气之品，用毓麟珠加减：当归10g，赤芍、白芍、山药、白术、茯苓、牡丹皮各10g，续断12g，菟丝子、紫河车、巴戟天各10g，柴胡9g。行经期以活血化瘀为主，运用膈下逐瘀汤：当归10g，赤芍10g，五灵脂9g，益母草10g，青皮6g，延胡索10g，制香附9g，泽兰10g，山楂9g，茯苓10g。经后期滋阴养血，运用归芍地黄。

［加减］丹参9g，赤、白芍各10g，山药15g，山茱萸10g，熟地黄9g，牡丹皮10g，茯苓10g，牡蛎（先煎）10g，续断10g，菟丝子10g，山楂6g，五灵脂10g，石见穿10g。

治疗时注重辨证论治，夏老认为，痛经的辨证，在疼痛的性质和程度上分析最为重要，发作时间和部位虽有意义，但为次要。胀甚于痛，时痛时止，是气滞为主的疼痛；痛甚于胀，持续性、阵发性的剧痛，是血瘀为主的疼痛；灼热痛为火；酸冷痛为寒湿；绞痛、收缩痛多为较重的瘀症或寒证；绵绵隐痛、空痛、挛急性疼痛，按之痛减者，多为虚证。下坠性疼痛者有虚有实，坠痛明显，见于行经初期者偏于实；坠痛较轻见于经行末期或经尽时偏于虚。若见腹部膨胀有如开裂状，痛剧烈者，为阳虚血瘀。血瘀甚者夏老喜用膈下逐瘀汤。气滞甚者用八物汤，药用当归、芍药各10g，川芎6g，熟地黄、川楝子各10g，木香6g，槟榔、延胡索各9g；兼口苦、苔黄，月经持续时间延长者，经色紫黯，经质黏稠者，为肝郁化热，加栀子、夏枯草、仙鹤草各9g；兼前后阴坠胀者，加柴胡、升麻各5g；兼见食少，胸脘闷者，加炒白术、茯苓各10g，陈皮6g；痛兼恶心呕吐者，为肝气夹冲气犯胃，加黄连、吴茱萸、生姜各3g。郁火者症见经前、经期小腹刺痛或胀痛，有灼热感，或伴腰部胀痛，平时小腹痛，经来疼痛加剧，月经不调，经色暗红，质稠有块，平时带下色黄或稠臭，舌红，苔黄或腻，脉弦数或滑数。夏老喜用宣郁通经汤加减治疗，药用牡丹皮、当归、白芍各10g，炒柴胡6g，广郁金10g，香附、延胡索各9g，甘草3g，川楝子9g。

5. 何少山诊治经验（已故杭州市中医院妇科主任医师，名老中医，江南何氏妇科第三代传人）　何老善用三步治疗寒凝血瘀型痛经，何老认为痛经临床多见寒凝血瘀型，寒凝则气机阻滞，不痛则痛，故治疗应选用温热之品，气血得温则运行通畅，通则不痛。所谓三步疗法即经前防痛，经期治痛，经后固本。经前防痛即经前1周即开始服用活血理气之品，温通气血，鼓舞血行；常用药物有炒当归、炒白芍、炒川芎、桂枝、乌药、香附、小茴香、艾叶、胡芦巴、淡吴茱萸、炒枳壳、炙甘草。膜样痛经者加血竭、煅花蕊石、山楂。经期治痛因患者于行经期，临床表现较急、重，故在治本同时，必须辅以止痛，用辛热温经散寒暖宫，使阳气四布，阴翳自散，血海得温，经血畅行；在第一方的基础上加重温经散寒的力度，选用附子、干姜、肉桂，止痛药物选用制乳香、没药、延胡索、炒川楝子、广木香、乌药，疼痛剧烈者加制川乌、草乌。经后固本即在月经干净后，腹痛消失时选用养血温胞、调和营卫之品使胞宫胞脉得养，则气血调和，疼痛消失；常用药物有炒当归、炒白芍、炒川芎、狗脊、川续断、艾叶、熟地黄、陈皮、透骨草、炙甘草。该三步疗法对于寒凝血瘀型痛经极为有效，对于其他各型，遵循此三法，变通选药用之，可获良效。

6. 姚寓晨诊治经验（江苏省南通市中医院妇科主任医师、教授，名老中医） 姚氏治疗痛经推崇补肾固督。寒性痛经属实者，多辛热与甘温并用，多以肉桂、吴茱萸、干姜、淫羊藿、仙茅等温经散寒，温肾补督。属虚者，多用多味甘温血肉有情之品，多以炙黄芪、党参、紫河车、紫石英、鹿角片、当归等温肾壮督。热性痛经以泄火、柔养、清利法，选用生地黄、女贞子、墨旱莲、菟丝子、肉苁蓉等滋肾益肾。肝郁者以温阳药如菟丝子、淫羊藿、巴戟天补肾固肾以养肝。务本主要侧重于平时，发病之时侧重调气和血以治其标。寒凝气血冷痛者，治宜温气散寒暖宫，方用温经汤加减。气热血瘀灼痛者，治宜清气和络凉宫，方用芩连四物汤加减。气滞血瘀胀痛者，治宜行气活血畅宫，方用柴胡疏肝散加减。气血亏虚者，治宜补气生血养宫，方以圣愈汤加减。

7. 王绵之诊治经验（已故北京中医药大学主任医师、教授，名老中医） 王老认为痛经最常见的原因为肝气不疏，故调经止痛，则首当疏肝，肝郁之病可因情志不遂所致，亦可因脾虚生化无源而导致血虚，脉血不足则失其条达之性，疏泄失常，而见肝气不疏之证。另外，肝郁又易乘脾，致脾虚，气血化生之源不足导致血虚，临床上多见肝郁血虚之证，且肝脏体阴而用阳，故治疗时多以疏肝养血并用，常用逍遥散合四物汤加减治疗，然用药时虽以疏肝为主，方中疏肝药仅用1～2味，且用量亦小，柴胡仅用3～5g，而当归、白芍用量则较大，顺应肝脏体阴之性，以大量养血之品养其体，少量疏肝之药顺其性，肝血充盛，肝气调达则月经通畅，而疼痛自愈。

（三）秘、验、单、偏方

1. 单方验方

（1）温经活血汤

［处方］熟地黄、当归、川芎、白芍、制延胡索、桂枝各12g，酒炒五灵脂、生蒲黄（包煎）、川牛膝各15g，制乳没各6g，乌药9g，益母草18g。

［用法］每日1剂，水煎服，早、晚各1次，经前7天开始服用至月经来潮3天共10天为1个疗程，连服药3个疗程。

（2）痛经通效方

［处方］香附、桃仁、延胡索、干姜、生蒲黄、赤芍、陈皮各9g，当归、白芍各12g，川芎、肉桂、小茴香、炙甘草各6g。

［用法］月经来潮前每日服用1剂，连服3剂。若月经未至，则加服1～2剂，连服3个月经周期。

（3）活血祛瘀化癥汤

［处方］三棱12g，红花6g，五灵脂12g，生蒲黄9g，苏木9g，当归12g，川芎9g，赤芍15g，花蕊石20g，乳香、没药各6g，炙鳖甲20g，乌药9g，木香6g。

［用法］水煎服，每日1剂，每日2次，经前7天服用。

（4）细辛汤

［处方］细辛10～15g，三棱、莪术各15g，制川乌10～12g，肉桂（后下）3～6g，当归15～30g，赤芍3g，制乳香、制没药各6g，失笑散（包）18g，广木香10g，全蝎末3g。

［用法］经前3天开始服用，至月经第3～4天停止，经后用乌鸡白凤丸以养血调经。

（5）经痛舒

［处方］肉桂（后下）3g，吴茱萸10g，全当归10g，川芎10g，制香附10g，延胡索10g。

［用法］每日1剂，水煎服，早、晚2次分服。于月经来潮前7天开始服药，连续服药10天，连用3个月经周期为1个疗程，治疗原发性痛经寒凝血瘀型。

（6）温经散寒汤

［处方］当归10g，川芎10g，赤芍12g，白术12g，紫石英20g，胡芦巴6g，五灵脂12g，金铃子10g，延胡索10g，制香附12g，小茴香6g，艾叶6g。

［用法］水煎服，每日1剂，每日2次，经前7天服用。用于寒湿凝滞的痛经。

（7）痛经散

［处方］三七粉15g，肉桂粉30g，失笑散60g。

［用法］共装胶囊，每日2次，每次4.5g，从经行第5天开始口服，至服完为止。治疗血瘀阻滞之痛经。

（8）银甲丸

［处方］金银花、连翘、升麻各25g，红藤、生鳖甲、蒲公英、紫花地丁各50g，生蒲黄、椿根皮、大青叶、琥珀、茵陈、桔梗各20g。

［用法］研细末，炼蜜为丸，每丸约重6g，视病情轻重和胃纳强弱，每服1～2丸，每日2～3次。若症状较重或不便制丸时，可采用煎剂药量50g者可酌减为25g，20g者酌减为15g。惟琥珀不宜入煎剂，可研末随煎剂分次冲服，剂量每剂5g，煎剂每日服1剂，分3次服，用于湿热瘀阻型的痛经。

（9）八珍益母丸

［处方］益母草200g，党参50g，白术（炒）50g，茯苓50g，甘草25g，当归100g，白芍（酒炒）50g，川芎50g，熟地黄100g。

［用法］以上九味，粉碎成细粉，过筛，混匀。每100g粉末用炼蜜40～50g加适量的水泛丸，干燥；制成水蜜丸；或加炼蜜120～140g制成小蜜丸或大蜜丸，每次9g，口服，每日2次，用于气血虚弱型痛经。

（10）丹参30g，鹿衔草20g，水煎服。

（11）何首乌20g，枸杞子15g，香附子10g，核桃仁7枚，水煎取汁加蜂蜜1～2匙服用，适用于肝肾不足型痛经。

2. 内服效验方

（1）痛经方

［处方］当归、川芎、生蒲黄、生五灵脂、枳壳、制香附、益母草各10g；子宫后倾加艾叶5g；宫颈狭窄加柞木枝15g；夹寒加肉桂5g；体弱加党参15g。

［用法］用于气滞血瘀证的痛经，水煎服，经前服用7剂，每日1剂。

（2）宁心缓痛方

［处方］合欢花9g，合欢皮9g，香附6g，远志6g，石菖蒲9g，酸枣仁9g，郁金9g，川楝子9g，钩藤9g，葛根9g，淫羊藿9g，当归9g，赤芍9g，白芍9g，五灵脂9g，蒲黄9g，益母草15g；恶心呕吐者加竹茹；腹泻者加砂仁、白术；腰痛明显者加杜仲、菟丝子。

［用法］水煎服，每日1剂，每日2次，经前7天至月经来潮3天连服10天，3个月为1个疗程。

（3）自拟痛经汤

［处方］制黄芪30g，当归20g，川芎12g，茺蔚子12g，丹参20g，延胡索12g，枳壳12g，白芍20g，五灵脂10g，小茴香10g，桂枝15g，香附15g，甘草

10g；湿热加黄连10g；大便溏泄，加炒白术12g，茯苓12g；肝肾阴虚加山茱萸10g，川续断10g；阴虚血热加生地黄10g，牡丹皮10g；胁痛乳胀加郁金10g，柴胡8g，路路通10g；经血量多加艾叶炭10g。

［用法］在每次月经行经之前5～7天开始煎服，7天为1个疗程。有效率90%。

（4）暖宫化瘀方

［处方］吴茱萸6g，桂枝6g，小茴香6g，当归10g，川芎6g，白芍12g，熟地黄10g，延胡索12g，香附10g，艾叶6g，川牛膝10g，兼见胸胁乳房胀痛者加郁金12g，川楝子12g；头身困重加苍术12g，茯苓15g；痛及腰骶加杜仲15g，川续断15g；经量过多者去川芎，加蒲黄10g，血竭3g，田七末（冲）3g。

［用法］每个月经周期前7天开始服药。每日1剂，分2次早晚温服，共服10剂，3个月经周期为1个疗程。

3. 秘方、偏方

（1）醋炒五灵脂12g，三七末12g，延胡索12g，川芎12g，小茴香12g，木香10g，冰片1g，蒲黄10g。共为细末，每2g装胶囊3粒，备用。一般痛经，从经前3天起每次服3粒，每天服3次，服至月经第2天。疼痛较重者，平时也可按此量服用，痛时加倍剂量。此方适于气滞血瘀型。

（2）当归12g，麦冬12g，牛膝12g，紫荆花根皮60g。白酒250ml泡15天。痛时服15ml。此方适于寒凝血瘀型。

（3）南瓜蒂1枚，红花5g，红糖30g。先将前二味水煎二次，去渣后加入红糖，于经前2天分服。适于原发的少女痛经症。

（4）大粒食盐500g，生姜200g切片，葱头一握切段，三样同炒热，布包熨痛处，用于虚寒性痛经。

（5）阿胶50g，生地黄100g，熟地黄100g，当归50g，炙甘草10g，紫河车1具（另煎浓汁）。上药除阿胶外共煎浓汁，与紫河车汁合，阿胶溶化调入为膏，每日1次空腹服15g。此方适于气血两虚之痛经。

（6）白术15g，茯苓10g，莲子12g，白果10g，巴戟天10g，山药10g，白扁豆15g。水煎服。此方适于寒湿凝滞型之痛经。

（7）丹参30g，香附12g，红花10g，桃仁10g，枳壳10g，乌药10g。水煎服。此方适于气滞血瘀型。

（8）当归、制附子各等份，同研为末，每日空腹冲服5～7.5g。此方适于风寒侵袭胞脉者。

（9）厚朴20g，桃仁15g，红花15g，延胡索15g。水煎服。此方适于气滞血瘀型痛经。

（10）益母草30g，2碗水煎成药液1碗，加红糖20g，煎至糖溶解后1次温服。于月经干净后隔日1次，服3～5次。用于血瘀型痛经。

（11）向日葵花盘60g，红糖30g，水2碗，煮沸5分钟左右，每日分2次口服，用于各类型之痛经。

（12）金荞麦根50g，经前3～5天服，连服2～3剂。

（13）不去皮向日葵子25g，山楂去核50g，经前连服5～7剂。

（14）三七末2～3g，经前及痛经时温开水送服，每日1～2次。

（15）艾叶20g，生姜3片，红糖（后下）2匙，同煎取汁饮用，适用于寒湿凝滞型痛经。

（16）薏苡仁30g，马兰头全草50g，益母草30g，水煎取汁饮用，适用于湿热蕴结型痛经。

（17）仙鹤草30g，陈皮8g，香附子10g，丹参15g，鸡蛋1枚，生姜5片，大枣（切开）10枚，煎水后加蜂蜜少许，吃蛋喝汤汁，适用于气血虚弱型痛经。

（18）山楂15g，益母草15g，青皮6g，陈皮6g，香附子10g，水煎后加醋1匙及蜂蜜1～2匙服用，适用于气滞血瘀型痛经。

（19）党参120g，黄芪120g，当归150g，加酒600ml，置入容器内加盖密封，每次饮一小盅，每日2次，以经前3～5日为宜，适用于气血虚弱型痛经。

（四）中成药

1. 田七痛经胶囊，每次3～5粒，每日3次，开水送服。痛经发作时或经前7日始服，痛经消失时减量，3个周期为1个疗程。

2. 云南白药，每次0.5～1g，每4小时1次，每日3次，开水送服。

（五）西药治疗

1. 前列腺素合成酶抑制药　通过抑制前列腺素合成酶的活性，减少前列腺素产生，防止过强子宫收缩和痉挛，从而减轻或消除痛经。该类药物治疗

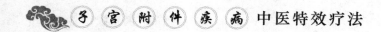

有效率可达80%。月经来潮即开始服用药物效果佳，连服2～3日。常用的药物有布洛芬、酮洛芬、甲氯芬那酸、双氯芬酸、甲芬那酸、萘普生。布洛芬200～400mg，每日3～4次，或酮洛芬50mg，每日3次。

2. 口服避孕药　通过抑制排卵减少月经血前列腺素含量。适用于要求避孕的痛经妇女，疗效达90%以上。

二、外治法

（一）理疗

1. 用高硅氧治疗仪照射患者腹部疼痛部位，照射灯离患者的距离以患者能耐受强度为宜，每次照射30分钟，从痛经前1周开始治疗，每次治疗10日，一般治疗3个月经周期。

2. 使用神灯治疗仪照射疼痛部位，照射的灯距，应以患者能忍受热度为宜，每次照射时间为30分钟，从痛经前1周开始，每次治疗10日，一般治疗3个月经周期。

3. 激光照射

处方一：子宫、关元、中极、气海、阿是穴。操作：用氦-氖激光照射，月经干净后开始，每次10分钟，每日1次，14次为1个疗程，连用3个疗程。

处方二：关元、中极、三阴交、血海、次髎。操作：用小功率激光治疗仪，每穴照射5分钟，于月经中期开始，隔日1次，共5次；或经前5日每日1次。2个月周期为1个疗程。

（二）推拿按摩

1. 按摩

（1）常规按摩：患者仰卧，医者于其右侧，自膻中至中极摩其任脉，继之顺摩少腹部约5分钟，再指推、按揉气海、关元、中极，拿揉血海、三阴交，然后令其俯卧，按揉肝俞、脾俞、膈俞、肾俞、八髎穴，擦八髎穴及腰骶部。气滞血瘀者去气海，加拿揉章门、期门，掐太冲；寒湿凝滞者，加按大椎、拿风池，按揉曲池、丰隆；气血不足去肝俞，加按揉胃俞、足三里，推运中脘、振关元。经前1周进行。

（2）耳穴按摩：取耳穴肝、肾、内生殖器、内分泌、皮质下、神门，施以直压或对压法，强刺激3～5分钟。经前1周进行。

（3）足穴按摩：气滞血瘀掐、按、推足肝、胆反应点及肾、输尿管、膀胱反射区，按行间、太冲穴，沿小腿经足背外侧推至足趾且以透热为度。气血不足按、揉、捻、推足脾、胃反应点及肾、输尿管、膀胱反射区，按揉太白、公孙穴，沿小腿经足背正面推至足趾且以透热为度。经前1周进行。

（4）点穴：点合谷（月经量多用泻法；月经量少用补法）、足三里（补）、三阴交（月经量多用补法，月经量少用泻法）等穴，可调经止痛。实痛者泻合谷，压足三里，补三阴交。虚痛者补合并、膻中，压三阴交，补足三里穴，再补天枢、关元，泻中脘等穴，并在关元穴做腹部震颤法（经多者不加震颤法）。疼痛厉害，面白心慌者，加补内关、心俞、膈俞等穴。每穴平揉，压放各100次。点穴顺序同前。一般点穴后，即可完全止痛。

2. 推拿

（1）取三阴交、中极、关元、合谷穴，用按、压、拿等手法强刺激，治疗各种原因所致的痛经。

（2）患者仰卧位，医者一手掌按于其下腹部，顺时针推摩5～7分钟，并揉按中脘、气海、关元、气冲穴各1分钟，再回归中下腹部，施以震颤法，使下腹腔及盆腔内脏器均有震动，且有微热为度。气滞血瘀加按、揉章门、期门、肝俞、膈俞各0.5分钟；掐太冲0.5分钟，拿血海、三阴交各3～5次，以酸胀为度，从后向前斜擦两胁7～8遍；叩打八髎8～10次。寒湿凝滞加直擦背部督脉8～10次，横擦腰部肾俞、命门各8～10次，以透热为度；两指分点太溪，以有热感为度，按大椎、曲池、丰隆各1分钟，拿风池3～5次，按、揉血海、三阴交各1分钟。气血虚弱加直擦背部督脉8～10次，横擦左侧背部8～10次，以透热为度，按、揉脾俞、胃俞、足三里各1分钟，按、揉中脘2～3分钟，振关元3分钟。肝肾亏损加按、揉肝俞、肾俞、血海、筑宾、涌泉各1分钟。

（3）患者俯卧位，医者用一指禅推法，循膀胱经自上而下反复操作5～7遍，重点推揉膈俞、肾俞、脾俞、再用擦法推擦腰骶部膀胱经，以腹部透热为度，最后揉按足三里、血海、阴陵泉、内关、外关、合谷穴各1分钟。

（4）患者仰卧位，医者于其右侧，自中脘至中极，摩其任脉，继之顺摩其少腹部约5分钟，再指推、按揉气海、关元、中极，拿揉血海、三阴交，然后令

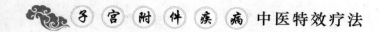

其俯卧按揉肝俞、脾俞、肾俞及八髎穴，擦八髎穴及腰骶部。加拿揉章门、期门、掐太冲穴，用于气滞血瘀型痛经。加按大椎、拿风池，按揉曲池、丰隆穴，用于寒湿凝滞型痛经。去肝俞，加按胃俞、足三里，推运中脘、振关元，用于气血不足型痛经。

（5）推拿自疗法：患者取仰卧位，自行用双手的示指、中指、环指沿任脉（腹正中线）上下摩擦从神阙穴开始，逐次按摩气海、关元、中极，随之按摩双侧天枢、归来、子宫、气冲等穴，最后按摩腹部结束。经前7天开始施术，至经后3天停止，每次月经为1个疗程。

（三）艾灸

1. 艾炷灸补法

［取穴］命门、肾俞、关元、足三里。

［用法］令患者俯卧，腰部垫舒展后，艾炷如黄豆大小，于第2腰椎下（命门）及左右各旁开1.5寸处（肾俞），各放置1炷，香火点燃，慢慢烧灼，以穴位有透热感为宜，每穴可灸5～10壮。再令患者换仰卧位，将关元和足三里穴同施前法，每穴灸5壮。用于气血亏虚型痛经。

2. 艾条灸法

［取穴］中极、关元、气海、子宫、地机、足三里、三阴交。

［用法］痛经发作时先取腹部穴位，点燃艾条后对准穴位施以温和灸，直至小腹部皮肤发红，疼痛缓解后再灸四肢部穴位以巩固疗效。

3. 艾卷灸

［取穴］关元、气海、曲骨、三阴交、外陵。

［用法］用艾卷温和灸法操作，在月经来潮前2日施灸，每日1次，每次选用3个穴，每穴施灸20分钟左右，连续治疗4日。腰痛重者加灸肾俞。4次为1个疗程，疗程间隔4日。

4. 隔药灸

处方一：白芷、五灵脂、青盐各6g，共研细末，将脐部用湿布擦净后，放药末3g于脐上。上盖生姜一片，用艾炷灸，以自觉脐内有温暖为度，2日1次。

处方二：以底径约1厘米之艾炷一枚置附片中心，点燃后按于中极穴上。艾炷燃尽更换，如热使患者难以忍受时，可将附片提起数秒钟后再放下，至灸处皮肤红晕达5厘米以上，中央微现泛白透明时停用，覆以消毒敷料，胶布固定。数小时后灸处即起水疱。由小而大，直径可达1～2厘米，可待自行吸收。经前10日左右开始治疗。对虚性、寒性痛经疗效较好。

处方三：取台麝香0.3g置脐部，上盖槐树白皮灸6～7壮，脐部可起一疱，刺破即愈。

（四）贴敷

1. 外敷法

（1）白芥子12g捣烂，调拌面粉，外敷涌泉、八髎、关元穴，然后温灸。

（2）热敷袋

［处方］川乌6g，徐长卿15g，艾叶9g，威灵仙10g，红花10g，冰片6g。

［用法］以上药粉碎为细末，加入发热剂混匀，加入无纺布复合袋立即封口，再装入复合型塑料袋封口即可。用时剪开塑料袋取出内袋，轻揉或抖动数次，固定于下腹部10分钟后发热。

（3）敷脐疗法

①肉桂、吴茱萸、干姜、艾叶、延胡索、沉香、小茴香、当归各等份。以上药研细末，用酒调糊状，外敷脐孔，并用伤湿止痛膏封固，经前3天始敷，每2日换药一次，3次为1个疗程，治疗痛经。

②芷香散：香白芷、小茴香、红花各4g，细辛、肉桂各3g，当归5g，益母草6g，延胡索4g，水煎2次，取汤液浓缩成稠糊状；再将乳香、没药各10g溶于95%乙醇溶液中；然后取药糊混合于适量95%乙醇的乳香、没药液，焙干后研为细末，加入樟脑末调匀即成。取9g，用黄酒数滴拌成糊状，将药物敷于脐中，外用伤湿膏固定，干后再换1次，一般连续用3～6次。

③痛经外敷散：当归、吴茱萸、肉桂、细辛各50g，水煎2次，煎液浓缩成稠膏状，混入溶于适量95%乙醇的乳、没各50g，烘干后研末，加樟脑末3g备用。经前3日，取药3g，用黄酒数滴拌成糊状，外敷脐部，用护伤膏固定，药干至治愈或微痛为止。

（4）粗盐热敷法

［处方］粗盐250～500g，加小葱5～10根。

［用法］共炒热，用纱布包裹后趁热敷小腹部疼痛处。用于寒证痛经。

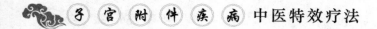

（5）外敷方

处方一：小茴香、透骨草、川芎、草乌、川乌、伸筋草、艾叶、附片用布包蒸30分钟，外敷下腹部。治疗寒凝血瘀之痛经。

处方二：香附、延胡索、桂枝、肉桂、木香、鸡血藤。上药等分研成细末装瓶备用，使用时取药粉30g，加凡士林30g，放入碗中，至于微波炉加热1分钟，凡士林溶化后用压舌板将药物与凡士林搅拌成膏状，趁热敷于患者小腹部，于药膏外加一棉布，棉布外再加盖一层塑料纸，外用胶布固定，膏药留置1小时后撕去。

2. 薄贴法

（1）白芷、元参、当归、赤芍、肉桂、大黄、生地黄、麻油、黄丹制成膏药贴脐。

（2）取气海、子宫、三阴交或腹部痛点。痛经发作时或经前3～7日将麝香痛经膏贴在上述部位，1～3日1次，痛经消失后除去。以行经时敷贴效果较好。

3. 熨法

（1）石菖蒲、香白芷各30g，公丁香10g。共研细末，将食盐500g炒至极热，再将药末倒入拌炒片刻，旋即取起，装入白布袋中，热熨脐部及痛处，待药袋不烫时，将药袋熨脐上，覆被静卧片刻即愈。如1次未愈，可再炒热熨敷1次。

（2）生姜120g，花椒60g。共捣极细末，炒热包熨痛处。

（3）乌药、砂仁、延胡索、香附各12g，木香、甘草各10g。用白酒炒热后外敷贴小腹。

4. 涂抹法

（1）用麝香风湿油：按摩气海、关元穴3～5分钟，致发热内传为止。每日1次，经净止。连用2～3个月经周期。

（2）清凉油适量，外搽神阙穴，每日2～3次，痛愈为止。

（五）拔罐

[取穴]大椎、膈俞、脾俞、肝俞、气海，以及关元、中极、天枢。每次1组，隔日1次，均用刺络留罐法。

[部位]肾俞、胸腰部（后背）、骶椎两侧、下脘。选用大小适当的玻璃

罐，用闪火法将罐吸附于所选部位上，每次只拔2~3罐，留罐25~30分钟，每日1次，7~10次为1个疗程。

（六）中药灌肠

1. 七厘失笑棱莪汤

[处方] 七厘散、失笑散、三棱、莪术、皂角刺。

[用法] 共煎药100~180ml，保留灌肠。治疗痰瘀交阻之痛经。

2. 消解活血方

[处方] 丹参、三棱、莪术、赤芍、败酱草。

[用法] 浓煎100ml，保留灌肠。用于血热型之痛经。

（七）刮痧

[取穴] 肾俞、次髎、气海、水道、中极、血海、三阴交、太冲、大敦。

[用法] 采用直接刮法。

[工具] 采用水牛角刮痧板，介质采用红花油。

[顺序] 刮腰背部肾俞、次髎；点揉腹部气海、水道、中极；刮下肢部血海、三阴交。放痧穴：足部太冲、大敦。

[操作] 在腰部肾俞、次髎、下肢部血海、三阴交等穴位处均匀涂抹红花油后，用水牛角刮痧板进行刮拭，肾俞、血海用平刮法，次髎用角刮法，三阴交用斜刮法，腹部气海、水道、中极用拇指揉法，以局部酸胀为度，太冲和大敦严格消毒后用小号三棱针进行点刺。

[手法] 采用平补平泻法。

[注意] 治疗要在每次月经来潮前3~5天进行，并嘱患者避风寒。

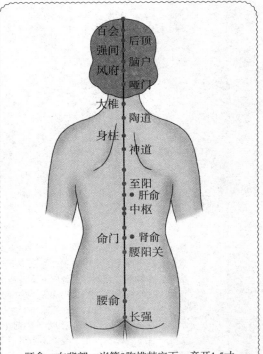

肝俞：在背部，当第9胸椎棘突下，旁开1.5寸
肾俞：在腰部，当第2腰椎棘突下，旁开1.5寸

（八）针刺

1. 毫针法

［取穴］主穴：中极、三阴交、次髎穴。寒湿凝滞证加水道、地机、归来；气滞血瘀证加气海、太冲、血海；湿热瘀阻证加次髎、阴陵泉；气血虚弱者加命门、肾俞、关元、足三里、照海；肝肾亏损加肝俞、肾俞、足三里。

［用法］实证用泻法，虚证用补法。寒证加温针和灸法。每日1次，每次留针15分钟，10次为1个疗程。

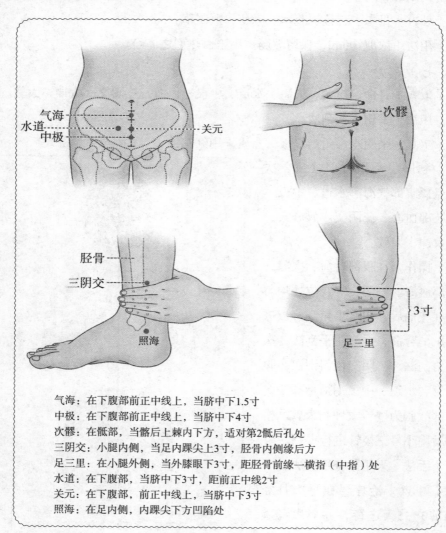

气海：在下腹部前正中线上，当脐中下1.5寸
中极：在下腹部前正中线上，当脐中下4寸
次髎：在骶部，当髂后上棘内下方，适对第2骶后孔处
三阴交：小腿内侧，当足内踝尖上3寸，胫骨内侧缘后方
足三里：在小腿外侧，当外膝眼下3寸，距胫骨前缘一横指（中指）处
水道：在下腹部，当脐中下3寸，距前正中线2寸
关元：在下腹部，前正中线上，当脐中下3寸
照海：在足内侧，内踝尖下方凹陷处

2. 耳针

[取穴] 子宫、卵巢、交感、内分泌、内生殖器、神门、皮质下、肾、肝、脾。

[用法] 每次选2～4穴，消毒后，在所选穴位处寻找敏感点，用中、强刺激，留针15～20分钟。也可用王不留行子压丸法。用于各型痛经。

3. 电针法

[取穴] 中极、关元、三阴交、血海、地机、足三里。

[用法] 针刺得气后，接电针治疗仪，通以疏密波或连续波，中度强刺激，每次通电15～30分钟，每日1～2次。于经前3日施治，至疼痛缓解。

（九）皮肤针叩刺

处方一：部位：取腰骶部及下腹部、带脉区，亦可取小腿内侧。重点叩打腰、骶部、腹股沟、关元、气海、期门、三阴交。若有脾经症候者加叩胸椎$_{5\sim12}$两侧、中脘、足三里及有阳性物反应处（如条索、结节、疱状软性物等）。中度或重度刺激。于每次月经来潮前1周左右开始治疗，每日1次，7次为1个疗程。

处方二：部位：选下腹部任脉、肾经、胃经、脾经、腰骶部督脉、膀胱经、夹脊穴。消毒后腹部由肚脐向下叩刺到耻骨联合，腰骶部从腰椎到骶椎，先上后下，先中央后两旁，以所叩部位出现潮红为度，每次叩刺10～15分钟，以痛止、腹部舒适为度。

（十）刺血

[取穴] 血海、委中、三阴交、太冲。

[用法] 三棱针点刺，出血为度。

[部位] 以神阙为中心，上下左右旁开1寸处共4点作为挑点，或加取神阙与曲骨之间每间隔1寸作为1个挑点。

[操作] 下针角度以15°～35°为宜，采取轻挑、疾挑、跃挑，不必挑出纤维。隔日1次，5次为1个疗程。

（十一）穴位注射

[取穴] 血海、三阴交、次髎穴；气滞血瘀配太冲；寒湿凝滞配地机；气血虚弱配足三里；肝肾不足配关元。

[用法] 常规消毒，针刺得气后选用复方丹参注射液或用当归注射液，每穴

注入药液2ml，隔日1次。

三、临床治疗心得

痛经常见月经初潮后2～3年的青年妇女，中医又将本病称为经行腹痛。痛经疼痛有轻有重，可伴有恶心、呕吐、腹泻、头晕、乏力等症状，严重时面色发白、出冷汗。

原发性痛经的发生从西医角度分析，与月经时子宫内膜前列腺素含量增高有关。而从中医角度分析，"不通则痛"或"不荣作痛"，认为经期及经期前后女性处于特殊生理状态，易受致病因素干扰，加之体质因素的影响，导致胞宫气血运行不畅或失于煦濡而形成痛经。

因此，笔者在临床上治疗本病时以调理冲任气血为主，并根据不同的证候，兼以行气、活血、散寒、清热、补虚、泻实之法。四物汤是补血的常用方，也是调经的基本方，笔者治疗本病多拟四物汤调和气血，辨别寒、热、虚、实后再适当加减；痛者滞也，治疗痛经需重视疏肝理气，加以郁金、川楝子、莪术、五灵脂、蒲黄等调气止痛之品。对于虚寒型痛经患者，可配合TDP照射疼痛部位或粗盐热敷下腹部加强散寒止痛之力。

第四节　生活起居

一、起居

1. 经期注意保暖，避免受寒，劳累，避免剧烈运动、劳累和坐卧潮湿之地。禁用冷水洗浴、禁止涉水、饮冷。经期注意经期卫生，保持外阴清洁，月经未净时忌房事和游泳。

2. 加强健康教育，了解月经生理卫生常识，解除青春期少女因恐惧心理发生痛经。经期要保持心情舒畅，使肝气调达防止因肝气郁结而发病。调节情绪，防止过劳，避免生气、暴怒。

3. 部分痛经患者，出现面色苍白，汗出肢冷等虚脱症状时，要立即让患者平卧，保暖，并及时就医。

二、饮食

若痛经病人属于"寒凝血瘀"所致时，不宜吃生冷食物，如生冷瓜果、冷饮、冷食等，这些冷食伤及脾胃，经血为寒湿所凝滞，气血运行不畅，则加重痛经。

若痛经病人属于"血热"所致时，则不宜吃辛辣刺激性食物，如辣椒、大葱、大蒜、韭菜、浓茶、咖啡、可可等食物，因为这些温燥之品会使"血热"加剧，从而加重痛经。若痛经病人属于"痰湿内盛"时，则不宜吃油腻食物，如肥肉、油煎、油炸食物。也不宜吸烟、饮酒。痛经伴有呕吐，属寒证可给予红糖生姜水热服。

常用食疗方如下。

1. 生姜3片，红糖15g，红茶6g，煎后饮用。

2. 黑木耳炒丝瓜。佐料如常，常食有一定辅助治疗作用。

3. 丝瓜络20g，生姜3片，蜂蜜（后下）1～2匙，煎水分两次服用。

4. 芹菜炒香干。常食之对一般痛经有辅助治疗作用。

5. 韭菜榨汁1小杯，煮后加红糖2～3匙（分两次），趁热服用，适用于寒湿凝滞型痛经。

6. 山楂15～20g，水煎取汁加红糖1～2匙，趁热分两次服用，适用于气滞血瘀型痛经。

7. 生姜花椒红枣汤：生姜20g，花椒9g，红枣10个。水煎去渣，加红糖适量温服。月经前每日1次，连服3日。治疗寒凝胞宫型痛经。

8. 田七丹参酒：田七片30g，丹参60g，米酒500ml。将两药浸泡于酒内，约15日可服用。月经前每日服2次，每次10～15毫升，连服数日。治疗气滞血瘀型痛经。

9. 马齿苋粥：干马齿苋30g，大米适量，共煮粥，盐调味服食。治疗湿热下注的痛经。

10. 羊肉炖当归黄芪：羊肉500g切块，当归60g，黄芪30g，生姜5片。共炖汤，盐调味，吃肉喝汤。治疗气血虚弱型痛经。

11. 杞子栗子胡桃粥：枸杞子（后入）、栗子各150g，胡桃肉300g，大米适量，共煮成粥，经前5日随意食用。治疗肝肾虚损的经净腰酸，小腹隐痛。

12. 仙鹤草30g，陈皮8g，香附子10g，丹参15g，鸡蛋1个，生姜5片，红枣10枚（切开），煎水后加蜂蜜少许，吃蛋喝汤汁，适用于气血虚弱型痛经。

三、活动、运动

提倡病人起居有常，生活规律，劳逸结合，注意休息，适当地做一些锻炼如养生操。适当锻炼有助气血流畅，增强体质。过于安逸，使气血运行不畅，气机呆滞。过度劳累，身体消耗过度，会影响脏腑气血功能。

可做下列运动：

（1）深腹式呼吸：仰卧位，两手置腹部，两膝屈曲，做深的腹式呼吸10次。

（2）直腿抬高运动：仰位，两臂放体侧，直腿抬高，左右交替或做"剪刀状"，重复10次。

（3）仰卧起坐运动：身体躺平，腿伸直，做仰卧起坐20次。

（4）提踵运动：站位，手扶椅背，足尖不离地，轮流提起足跟，各20～30次。

（5）下蹲运动：手扶椅背，做全下蹲15～20次。

（6）提肛肌练习：坐位，两腿

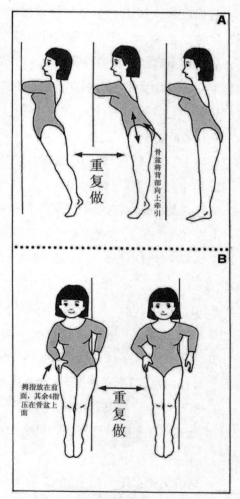

减轻月经痛的体操

分开，两手扶足，同时收缩肛门。仰卧位，两足着床，两臂位于体侧，抬臀、吸气同时收缩肛门，然后还原呼气。跪位躯干左右移动同时收缩肛门。

四、服药及饮食忌口

本病的治疗多于经期前1周开始，每日2遍，连续治疗3个周期。

饮食原则宜清淡理气、健脾和胃、易消化食物，富有营养为宜。经前、经期忌食生冷、醋等食物，以免收敛凝滞气血。

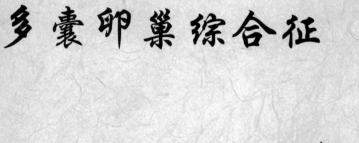

第6章

多囊卵巢综合征

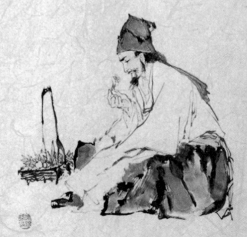

韩某，女，27岁，已婚。2010年5月12日初诊，患者因月经稀发7年，婚后3年未孕为主诉而就诊。月经史：15岁月经初潮，每次5天，30天一至，血量正常。七年前因连续2年高考未中，劳累加思虑过度，月经逐渐后期，血量逐渐减少，以致婚后月经3～4个月一行而3年未孕。伴有乏力倦怠，动则气短。患者舌质淡红，薄白苔，脉沉缓。现月经已3个月未来潮，B超检查提示双侧卵巢增大，卵巢内均可见大于12个小卵泡。

　　［诊断］①多囊卵巢综合征；②原发性不孕症。

　　［辨证］思虑过度，劳伤心脾，气血不足。

　　［治法］养心健脾，双补气血。

　　［方药］人参养荣汤加减。

　　［组成］人参10g，黄芪20g，肉桂15g，白术15g，当归20g，川芎15g，白芍20g，熟地黄20g，女贞子20g，丹参15g，香附15g。水煎服，每日1剂。另服紫河车粉（装胶囊），每次5粒胶囊，每日3次。

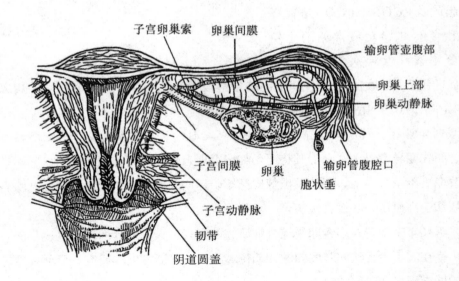

　　此方连服9剂后月经来潮，月经量较前增多，行经5天。继续如上治疗36天，月经又至，情况如前次。第2个月经周期后，改服人参养荣丸和加味逍遥丸，早晚各1丸口服。第3个月经周期于第32天来潮，月经量中等，色红，质黏稠，患者体力正常，食纳佳，二便调，舌质淡红，少白苔，脉弦缓。之后月经形成规律，嘱于经前服乌鸡白凤丸、加味逍遥丸各10丸。八个月后复诊，患者停经52天，检查尿妊娠试验（＋）。

第一节　诊断与鉴别诊断

一、概述

多囊卵巢综合征（polycystic ovarian syndrome，PCOS）是一种发病多因性、临床表现多态性的综合征。1935年首先由Stein和Leventhal报道，也称之为Stein-Leventhal综合征，自20世纪60年代起改称PCOS。PCOS是青春期和育龄期妇女最常见的生殖内分泌紊乱性疾病，是女性不孕症的主要原因之一，其发病的高峰年龄段为20—30岁，育龄期妇女发病率为3.5%～7.5%。以生殖功能障碍（如高雄激素血症、排卵障碍、多囊卵巢、促性腺激素异常等）及糖代谢异常（如高胰岛素血症、胰岛素抵抗、血糖增高、肥胖、脂代谢异常等）并存为其特征。临床表现有月经稀发或闭经或功血、卵巢多囊改变、不孕、多毛、肥胖及黑棘皮征等。远期并发症有子宫内膜癌、乳腺癌、糖尿病、高血压、心血管疾病等。

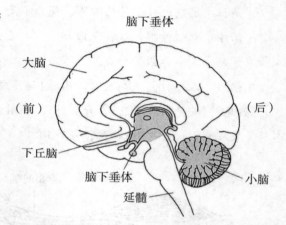

近10年来随着对多囊卵巢综合征研究的深入，人们对其的认识也逐步深入，但仍存在着不少无法解释的问题，期待着我们去不断探索和研究，目前仍然是妇科的疑难病症和研究的热点。

中医学无多囊卵巢综合征的病名，根据其临床表现属于闭经、月经后期、崩漏、不孕等范畴。根据妇科检查有卵巢增大的特点，又可属于癥瘕范畴。

二、诊断

（一）病史

初潮后月经稀发或稀少，甚或闭经，或不规则阴道流血、不孕等，月经初潮前后即有多毛现象，或初潮前即有体重超重的趋势。

（二）临床表现

1. 月经失调　为最主要的症状。多表现为月经稀发（月经周期35日至6个月）或闭经，多数为继发性闭经，闭经前常有月经稀发或经量过少；也可表现为不规则子宫出血，月经周期或经期或经量无规律性。

2. 不孕　育龄期妇女常因排卵障碍导致不孕，占不孕症的0.6 %～4.3%，多伴有黄体功能不足，怀孕后容易流产。

3. 多毛　多发生在青春期前后，出现不同程度多毛，表现为毛发增粗，以性毛为主，阴毛浓密且呈男性化分布，可延及肛周、腹股沟或脐下腹中线，口角上唇有细须，乳晕周围有毛发。

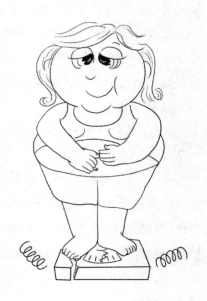

4. 痤疮　部分患者皮脂腺分泌过盛，出现油脂性皮肤及较严重的痤疮，可伴有油脂性脱发。

5. 肥胖　50%以上患者肥胖，多始于青春期前后，常呈腹部肥胖型。

6. 黑棘皮症　常在颈背部、腋下、乳房下、腹股沟及阴唇等处皮肤皱褶部位出现灰褐色色素沉着，呈对称性，皮肤增厚，轻抚软如天鹅绒。

7. 远期并发症

（1）肿瘤：持续的、无周期性的、相对偏高的雌激素水平和升高的雌酮（E_1）与雌酮/雌二醇（E_1/E_2）比值对子宫内膜的刺激，又无孕激素抵抗，使子宫内膜癌和乳腺癌发病率增加。

（2）心血管疾病：脂代谢紊乱，易引起动脉粥样硬化，导致冠心病、高血压等。

（3）糖尿病：胰岛素抵抗状态和高胰岛素血症、肥胖，易发展为隐性糖尿病或糖尿病。

（三）检查

1. 全身检查　常在颈背部、腋下和腹股沟等处皮肤出现灰褐色色素沉着，呈对称性，轻抚软如天鹅绒，又称黑棘皮症。

2. 妇科检查　阴毛较长而浓密，可布及肛周、下腹部及腹中线，子宫体大小正常，双侧或单侧卵巢均匀性增大，较正常卵巢大2～5倍，呈圆形或椭圆形，质坚韧。也有少数患者卵巢并不增大。

3. 辅助检查

（1）基础体温测定：表现为单相型基础体温曲线，月经周期后半期体温无升高。

（2）B型超声检查：双卵巢增大，包膜回声增强，间质丰富，轮廓较光滑。卵巢皮质内有12个以上各级未成熟卵泡形成的小无回声区，直径2～9mm，多位于卵巢边缘，使卵巢声像呈"轮辐状"，也称"项链征"，小卵泡多者也可散在分布于卵巢内，无成熟卵泡可见，连续监测也未见主导卵泡发育及排卵迹象。子宫可略小于正常，子宫内膜增厚或回声异常。超声多普勒可见卵巢基质血流明显增加。

（3）诊断性刮宫：于月经前数日或月经来潮6小时内行诊断性刮宫，子宫内膜呈不同程度增生期改变，无分泌期改变。年龄>35岁的患者应常规做诊断性刮宫，以早期发现子宫内膜不典型增生或子宫内膜癌。

（4）内分泌测定：①血清卵泡刺激素（FSH）、黄体生成素（LH）：LH水平升高，常常≥12mU/L，无周期性排卵前峰值出现。FSH正常或偏低，LH/FSH比值升高≥2～3，也有患者LH/FSH比值在正常范围。②血清雄激素：血清睾酮（T）、双氢睾酮（DHT）、雄烯二酮（AD）水平升高，性激素结合球蛋白（SHBG）水平下降。部分患者表现为血清总雄激素水平不高但血清游离睾酮升高，脱氢表雄酮（DHEA）或硫酸脱氢表雄酮（DHEAS）正常或轻度升高。③尿17-酮皮质类固醇：正常或轻度升高，正常时提示雄激素来源于卵巢，升高时提示肾上腺功能亢进。④血清雌二醇（E_2）：正常或稍升高，无周期性改变，无排卵前后升高现象，E_1/E_2比值＞1。⑤血清催乳素（PRL）：20%～35%的患者可轻度升高。⑥其他：肥胖患者，应测定空腹血糖及口服葡萄糖耐量试验（OGTT），还应测定空腹胰岛素水平及葡萄糖负荷后血清胰岛素水平。

（5）孕激素试验：因患者体内有一定的雌激素水平，给予患者孕激素，停药后出现撤药性出血，孕激素试验为阳性。

（6）腹腔镜检查：可见卵巢增大，包膜增厚，表面光滑，呈灰白色，有新生血管。包膜下显露多个卵泡，但无排卵征象，无排卵孔、血体或黄体。腹腔镜下取卵巢组织送病理检查可确诊。在诊断的同时可做腹腔镜治疗。

PCOS的诊断为排除性诊断，根据病史及临床表现，结合必要的辅助检查，排除其他疾病后可对本病做出诊断。目前较多采用的诊断标准是2003年欧洲生殖学会和美国生殖学会提出的鹿特丹标准：①稀发排卵或无排卵；②高雄激素的临床表现和（或）高雄激素血症；③卵巢多囊改变：超声提示一侧或双侧卵巢有≥12个直径2～9mm的卵泡，和（或）卵巢体积≥10ml；④3项中符合2项并排除其他引起高雄激素的病因，如先天性肾上腺皮质增生、库欣综合征、分泌雄激素的肿瘤。

三、鉴别、诊断

1. 卵泡膜细胞增殖症　临床表现及内分泌检查与PCOS相仿但更严重，患者比PCOS更肥胖，男性化更明显。血睾酮高值，血硫酸脱氢表雄酮正常，LH/FSH值可常。卵巢活组织检查，卵巢皮质有一群卵泡膜细胞增生后，皮质下无类似PCOS的多个小卵泡。

2. 分泌雄激素的卵巢肿瘤　卵巢睾丸母细胞瘤、卵巢门细胞瘤，卵巢肾上腺残迹肿瘤等均可产生大量雄激素。肿瘤多为单侧、实性肿瘤，超声、CT或MRI可协助定位。

3. 肾上腺皮质增生或肿瘤　血清硫酸脱氢表雄酮值超过正常范围上限2倍时，应与肾上腺皮质增生或肿瘤相鉴别。此类患者亦有肥胖、多毛、月经紊乱等表现，超声检查见卵巢呈多囊样改变，同时有肾上腺皮质功能紊乱的临床表现。肾上腺皮质增生患者的血17α-羟孕酮明显增高，促肾上腺皮质激素（ACTH）兴奋试验反应亢进，地塞米松抑制试验抑制率≤0.70。肾上腺皮质肿瘤患者对上述两项试验均无明显反应。

4. 其他　催乳素水平升高明显，应排除垂体分泌催乳素的腺瘤。

第二节　病因病理与治疗原则

一、病因病理

（一）中医病因病机

中医学根据多囊卵巢综合征的临床特点，认为其主要病机是肾-天癸-冲任-胞宫之间生克制化关系失调，肾、肝、脾三脏功能失常所致，而肾虚又是主要因素。天癸是产生月经必不可少的物质，而肾气的盛衰主宰着天癸的至与竭，故《傅青主女科》谓"经水出诸肾"。肝藏血，司血海，肝血旺盛，血海充盈，下注胞宫而为月经。脾主运化，为气血生化之源，又主运化水湿。若三脏功能失调，患者禀赋素弱，先天不足，天癸迟至；或素体肥胖及过食膏粱厚味，脾虚内生痰湿，阻塞冲任；以及素体抑郁、七情内伤，肝气郁结导致肝失疏泄，胞脉不畅，血行瘀滞；则出现月经停闭、稀发、量少或紊乱、不孕等。

（二）西医病因病理

多囊卵巢综合征的病因尚未完全明了，其发病可能主要涉及下列机制。

1. 遗传学因素　有人认为PCOS是一种遗传性疾病，可能是常染色体显性遗传方式，或X-连锁（伴性）遗传，或基因突变所致。多数患者具有正常的46XX染色体异常者，表现为X染色体长臂缺失和X染色体数目及结构异常的嵌合体等。

2. 肾上腺功能异常　青春期的内分泌系统有两部分趋于成熟，一是肾上腺功能，另是下丘脑-垂体-卵巢轴（HPO轴）关系的建立，且前者的出现先于后者。若肾上腺功能异常可因青春前期的肾上腺疾病，使网状带分泌过多雄激素，并在性腺外转化为雌酮，反馈性影响下丘脑-垂体-卵巢轴的关系，使LH/FSH比值升高，继发卵巢雄激素生成增多，即肾上腺和卵巢共同分泌较多的雄激素形成高雄激素血症，引起卵巢被膜纤维化增厚，抑制卵泡发育和排卵，以致卵巢囊性增大和持续无排卵。

3. **高雄激素血症** 高雄激素血症是由于卵巢和肾上腺同时分泌过多的雄激素所形成，也是引起HPO轴功能失调和卵巢组织病理改变的重要原因。除上述因素外，近年来研究认为卵巢和肾上腺内某些甾体激素合成酶的功能缺陷，或肾上腺DHEA和DHEAS产生率和代谢清除率异常，也是引起卵巢雄激素分泌增多，导致高雄激素血症的原因。

4. **高胰岛素血症** PCOS患者外周组织对胰岛素产生抵抗，从而代偿性增加胰岛素的分泌引起高胰岛素血症，高胰岛素血症促进并增加LH所诱发的卵巢间质雄激素的分泌，胰岛素和类胰岛素生长因子-1（IGF-1），也促进卵泡膜细胞生成雄激素。高胰岛素血症时，性激素结合蛋白减少使游离状态雄激素升高。

多囊卵巢综合征患者病理改变主要为双侧卵巢均匀性增大，为正常妇女的2～5倍，呈灰白色，包膜增厚、坚韧。切面见卵巢白膜均匀性增厚，较正常厚2～4倍，白膜下可见多个大小不等、直径在2～9mm的囊性卵泡。镜下见白膜增厚、硬化，皮质表层纤维化，细胞少，血管显著存在。白膜下见多个不成熟阶段呈囊性扩张的卵泡及闭锁卵泡，无成熟卵泡生成及排卵迹象。子宫内膜由于患者无排卵，子宫内膜长期受雌激素刺激，呈现不同程度增殖性改变，如单纯型增生、复杂型增生，甚至呈不典型增生。长期持续无排卵增加子宫内膜癌的发生概率。

二、治疗原则

（一）中医学治疗原则

中医学认为本病内因为肝、脾、肾三脏功能失调，外因湿邪侵袭为主，内外因互为因果作用于机体而致，故临床以虚实夹杂证多见。辨证主要根据临床症状、体征与舌脉；辨治分青春期和育龄期两个阶段：青春期重在调经，以调畅月经为先，恢复周期为根本；育龄期以助孕为主。临床根据患者体胖、多毛、卵巢增大、包膜增厚的症状及体征特点，常配合涤痰软坚、化瘀破癥之品治疗。

（二）西医学治疗原则

1. **调整生活方式** 对肥胖型多囊卵巢综合征患者，应控制饮食和增加运动以降低体重和缩小腰围，可增加胰岛素敏感性，降低胰岛素、睾酮水平，从而恢复排卵及生育功能。

2. **药物治疗** 主要是调节月经周期、降低血雄激素水平、改善胰岛素抵

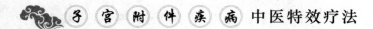

抗、诱发排卵。

3. **手术治疗**　主要有腹腔镜下卵巢打孔术及卵巢楔形切除术，卵巢楔形切除术因术后卵巢周围粘连发生率高，临床已不常用。

第三节　治疗方法

一、内治法

（一）经典古方

1. 肾虚证

（1）肾阴虚

［临床证候］月经初潮迟至、后期，或月经延长，量少，色淡质稀，渐至停闭，偶有崩漏不止；或婚后日久不孕，形体瘦小，头晕耳鸣，腰膝酸软，手足心热，便秘溲黄；舌红，苔少或无苔，脉细数。

［治法］滋阴补肾，调补冲任。

［方药］左归丸。

［组成］熟地黄、山药、山茱萸、枸杞子、牛膝、菟丝子、鹿角胶、龟甲胶。

［加减］兼痰湿者，加玉竹、黄精；兼血滞者，加桃仁、丹参、卷柏。

（2）肾阳虚

［临床证候］月经初潮迟至、后期，或月经延长，量少，色淡质稀，渐至停闭，或月经周期紊乱、崩漏不止；或婚后日久不孕；形体较胖，头晕耳鸣，腰膝酸软，乏力怕冷，大便溏薄，小便清长；舌淡，苔薄，脉沉细。

［治法］温肾助阳，调补冲任。

［方药］右归丸。

［组成］附子、肉桂、熟地黄、山茱萸、山药、当归、枸杞子、杜仲、菟丝子、鹿角胶。

［加减］月经量多者去肉桂、熟附子、当归，加党参、黄芪、炮姜炭、艾叶；兼有痰湿阻滞脉络，月经不行者，加半夏、陈皮、贝母、香附。

2. 脾虚痰湿证

[临床证候] 月经后期，量少，甚则停闭，婚久不孕，带下量多；形体丰满肥胖，多毛；头晕胸闷，喉间多痰，四肢倦怠，疲乏无力；舌体胖大，色淡，苔厚腻，脉沉滑。

[治法] 化痰除湿，通络调经。

[方药] 苍附导痰丸。

[组成] 苍术、香附、陈皮、半夏、茯苓、甘草、枳壳、胆星、生姜、神曲。

[加减] 月经不行，顽痰闭塞者，加浙贝母、海藻、石菖蒲；痰湿已化，血滞不行者，加川芎、当归；脾虚痰湿不化者，加白术、党参；胸膈满闷者，加郁金、薤白。

3. 气滞血瘀证

[临床证候] 月经后期量少，经行有块，甚则经闭不孕；精神抑郁，心烦易怒，小腹胀满拒按，或胸胁满痛，乳房胀痛；舌暗红有瘀点瘀斑，脉沉弦涩。

[治法] 行气活血，祛瘀通经。

[方药] 膈下逐瘀汤。

[组成] 当归、川芎、赤芍、桃仁、红花、枳壳、延胡索、五灵脂、丹皮、乌药、香附、甘草。

[加减] 月经不行者，加牛膝、卷柏、泽兰、大黄；小腹凉，四肢不温者，加肉桂、巴戟天、仙灵脾。

4. 肝经湿热证

[临床证候] 月经稀发，量少，甚则经闭不行，或月经紊乱，崩漏淋漓；带下量多，外阴时痒；毛发浓密，面部痤疮，经前胸胁乳房胀痛，肢体肿胀，大便秘结，小便黄；舌红苔黄厚，脉沉弦或弦数。

[治法] 清热利湿，疏肝调经。

[方药] 龙胆泻肝汤。

[组成] 龙胆草、栀子、黄芩、车前子、木通、泽泻、生地黄、当归、甘草、柴胡。

[加减] 大便秘结者，加大黄；溢乳者，加炒麦芽；胸胁满痛者，加郁金、

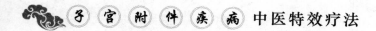

枳壳；月经不行者，加山楂、牡丹皮；肝气郁结，肝火内盛，月经不行，无明显湿邪，用丹栀逍遥散（柴胡、牡丹皮、栀子、当归、白芍、白术、茯苓、甘草、煨姜、薄荷）。

（二）名家名方

1. 戴德英诊治经验（上海中医药大学附属曙光医院主任医师、教授）戴氏认为多囊卵巢综合征基本病机以肝肾阴虚为本，痰湿郁火为标。肝肾阴虚，冲任气血涩少不通，而致月经稀少，甚至闭经、不孕等症。阴虚日久必生虚火、郁火，虚火煎熬津液，炼液为痰，故患者又有口干、痤疮、肥胖等痰湿郁火的表现。采用自拟地知柏方治疗本病，方用：生地黄15g，知母10g，黄柏9g，胆南星10g，陈皮6g，枳实10g，香附10g，当归9g，桃仁9g，川牛膝10g，生甘草5g。方中生地黄滋阴清热，知母泄火以保阴，黄柏善清下焦虚热。知母、黄柏相须为用，滋肝肾阴，泻相火。胆南星清热化痰，陈皮、枳实理气化痰，香附为调经疏肝要药，并引诸药入肝经。"女子以血为本"，所谓"血脉流通，病不得生"，故又选当归活血补血，桃仁、牛膝活血化瘀，生甘草调和诸药。诸药合用使肝肾阴虚得补，虚火得清，痰浊得化，诸症可除。在临证中，又根据患者不同表现随症加减。若肥胖明显，酌加礞石15g，生山楂30g。若面部痤疮明显，加金银花9g，泽兰15g。便秘重者加制大黄9g。若患者又有畏寒、便溏等阳虚表现，去当归，加淫羊藿15g，紫石英30g，巴戟天15g。用法为水煎服，每日1剂，早晚2次分服。

2. 朱南孙诊治经验（上海中医药大学附属岳阳中西医结合医院主任医师、教授，江南妇科名家朱小南之长女、朱氏妇科传人）朱老提出，本症的卵巢内缺乏优势卵泡，是由于肾虚不足，蕴育乏力，因而卵泡发育迟滞；而卵泡排出困难，又与气虚推动不足有关，气虚卵泡难以突破卵巢而被闭锁，所以在治疗中，提出"益肾温煦助卵泡发育，补气通络促卵泡排出"的治疗法则。朱老运用此法于月经第1～10天，常用巴戟肉、菟丝子、山茱萸、肉丛蓉、仙茅、仙灵脾、熟地黄、当归、女贞子等药，温补肾阳与益肾之阴相结合，以求阴阳相济，生化无穷，泉源不竭，肾气化生，冲脉盛，血海盈，经水则能应月而溢泄。于月经的第 10 天 以后，采用益气通络之法以动运静，促动其排卵，助机体来完成卵泡成熟排出这样一个生理过程。常用药为党参、黄芪、黄精、山药、砂仁、石楠叶、白术、莪术、皂角刺等。一般党参、黄芪的用量要大，以补气虚不足而增其动力。

3. **李丽芸诊治经验（广州省中医院主任医师、教授）**　李氏认为PCOS的病机特点是痰湿内阻、气滞血瘀为标，脾肾亏虚为本。临床多从痰湿论治，气滞血瘀是本病常见的兼夹证，脾肾亏虚为本病病机的根本，治疗原则为导痰活血、健脾补肾、调经种子。将本病分为两个阶段分期分型治疗。一为孕前调理阶段，按辨证分型，遣方论治，二为计划妊娠阶段，根据排卵前后月经周期特点用药。孕前调理阶段，根据辨证分为4种证型：① 痰湿内蕴证，月经初潮晚，或月经稀发、量少，甚或闭经，白带多而清稀，形体肥胖，多毛，舌淡胖或边有齿印、苔厚腻，脉沉滑。治以化痰除湿、理气通络，佐以健脾。拟导痰种子方加减，处方：茯苓、白术、炙甘草、布渣叶、厚朴、苍术、天南星、郁金、丹参、薏苡仁、青皮。全方共奏化痰除湿、理气通络、健脾调经之功效。②脾肾亏虚证：月经稀发或闭经，经量少，色淡质稀，形体瘦弱，面色无华，腰膝酸软，纳差，大便溏薄，舌淡，脉沉细。治以补肾健脾，养血培元。处方：淫羊藿、巴戟天、黄芪、紫河车、当归、熟地黄、川芎、牛膝、鹿角霜、枸杞子、丹参、菟丝子。全方共奏健脾补肾，补气养血之功效。③脾盛证：月经稀发，经量色淡质稀，面色姜黄无华或面浮肢肿，气短神疲，或纳差，大便溏薄，舌淡，脉细弱。治以健脾补气。处方：黄芪、党参、茯苓、白术、炙甘草、山药、黄精、砂仁、何首乌、五爪龙。全方共奏健脾益气，补益精血之功效。④气滞血瘀证：月经后期，经行有血块，精神抑郁，心烦易怒，经前乳房胀痛，舌暗、或有瘀点，脉沉弦涩。治以行气活血，祛瘀通经。处方：当归、桃仁、赤芍、红花、牡丹皮、丹参、香附。全方共奏理气活血化瘀之功效。以上各证型患者，若兼夹血瘀证，如脸上长黑斑、舌暗有瘀点、舌下静脉曲张等，加理气活血化瘀药。

计划妊娠阶段则根据排卵前后月经周期特点用药，排卵前，即卵泡期（月经周期第7～14天），以滋阴养血活血、温肾育卵为主，促进卵泡发育成熟。多用经验方温肾育卵汤。处方：淫羊藿、巴戟、黄芪、紫河车、当归、熟地黄、川芎、牛膝、鹿角霜、枸杞子、丹参、菟丝子。排卵后，即黄体期（周期第16天～经前），此期治宜补肾健脾，益气养血，促进黄体成熟，采用经验方补肾健脾助孕

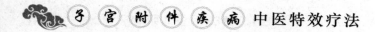

汤。处方：桑寄生、续断、墨旱莲、菟丝子、白芍、砂仁、太子参、熟地黄。

4. 王秀霞诊治经验（黑龙江中医药大学附属第一医院主任医师、教授）　王氏认为，PCOS病机是肾—天癸—冲任轴的平衡关系失调，涉及肾、肝或脾多脏器，平素肝失疏泄，横逆犯脾，脾虚不能运化水湿，肾虚不能蒸腾下焦津液，水湿津液聚而成痰，痰湿阻滞胞络，经水不行，故出现闭经、不孕等。本病为虚实夹杂证，脾肾阳虚为本，痰湿阻滞为最终表现。临床上分为肾虚痰湿型、气滞痰阻型、血瘀痰结型、气虚痰凝型进行诊治。治疗上各型均以苍附导痰汤为主方加减，治以燥湿除痰，行气活血，使痰湿祛，气血运行通畅则月事以时下。处方：香附30g，茯苓20g，苍术、法半夏、橘红、胆南星各15g，枳实、甘草各10g为主方加减。肾虚痰湿型，偏阴虚加山茱萸、女贞子等；偏阳虚加锁阳、仙茅、淫羊藿、巴戟天等。气滞痰阻型，加当归、赤芍、乌药等。血瘀痰结型，选加川芎、莪术、桃仁等。气虚痰凝型，加黄芪、党参、升麻等。同时在月经周期的不同阶段调理冲任，经净后治以补肾填精，温暖下元，充养血海为主，以促卵泡发育，加女贞子、旱莲草等；月经中期即排卵前后用滋肾活血以促卵泡排出，酌加丹参、艾叶炭等；月经中期至月经前期治以补肾助阳，使脏腑和顺，痰湿自化，络脉得通，促月事如常，选加仙茅、淫羊藿等。

（三）秘、验、单、偏方

1. 单方验方

（1）桂附八味丸，5g，每日2次口服。

（2）当归龙荟丸，5g，每日2次口服。

（3）夏枯草膏，1匙，冲服，每日2～3次。

2. 内服效验方

（1）益坤丸

［处方］法半夏、石菖蒲、神曲、陈皮、泽兰、蒲黄、香附各10g，茯苓、菟丝子、枸杞子、仙灵脾、益母草各12g，鸡血藤15g。

［用法］上药制为胶囊，每粒0.4g，每日2次，每次5粒，30日为1个疗程，治疗2～3个疗程。

（2）补肾活血方

［处方］熟地黄、肉苁蓉、紫云英各15g，山茱萸、巴戟天、当归、川芎、

桃仁、红花、三棱、莪术、穿山甲各9g，丹参30g，甘草6g。

［用法］自月经周期第5日或撤药后出血第5日服，18～20剂为1个疗程。

（3）化痰通经方

［处方］当归、仙灵脾、党参、黄精、巴戟天、苍术、白术、茯苓、胆南星、姜半夏各10g，陈皮、白芥子、炙甘草各6g。阳虚畏寒者加淡附子6g，桂枝10g；带下黏稠者加椿根皮10g，黄柏10g。

［用法］水煎，日1剂，早、晚分服，7剂为1个疗程。

3．秘方、偏方

（1）熟地黄25g，山萸肉15g，当归20g，白芍15g，龟甲25g，紫河车（1个）。水煎服，每日1剂。此方适于本病肾虚不孕或闭经者。

（2）川芎10g，延胡索15g，五灵脂20g，白芍15g，小茴香10g，蒲黄20g，当归20g，丹参20g，香附15g，桂枝10g。水煎服。每日1剂。此方适于本病气滞血瘀型。

（3）月季花12g，益母草20g，泽兰12g，牛膝15g，川断15g，丹参20g。水煎服，每日1剂。此方适于本病气滞血瘀型不孕症。

（4）制半夏10g，苍术15g，香附15g，神曲20g，茯苓20g，陈皮15g，川芎15g，石菖蒲15g，昆布15g，海藻15g。水煎服，每日1剂。此方适于本病不孕属肥胖者。

（5）黑木耳50g，核桃肉50g，加红糖适量，每日炖服1剂。此方适于本病的月经过少症。

（6）桑葚子25g，红花10g，川芎10g。水和黄酒各半同煎，每日1剂。此方适于本病引起的闭经症。

（四）中成药

1．右归丸，每次1丸，每日3次口服，适用于肾阳虚型。

2．二陈丸，每次9～15g，每日2次口服，适用于痰湿阻滞型。

3．龙胆泻肝丸，每次3～6g，每日2次口服，适用于肝经湿热型。

4．血府逐瘀丸，每次1～2丸，每日2次口服，适用于气滞血瘀型。

（五）西药治疗

1．调整月经周期

（1）口服避孕药：常用口服短效避孕药，周期性服用，共3～6个月。

（2）孕激素后半期疗法：于月经后半期口服醋酸甲羟孕酮6～10mg，每日1次，连续10～12天。

2.抗雄激素

（1）醋酸环丙孕酮（达英-35）：于月经第5日起，每日1片，连服21日，停药7日后重复用药，共3～6个月。

（2）螺内酯片（安体舒通）：每次20mg，每日3次，疗程6～9个月。出现月经不规则者可与内服避孕药联合应用。

（3）糖皮质类固醇：地塞米松0.25mg，每日1次，连用15日，疗程3个月。

（4）促性腺激素释放激素激动剂（GnRH-a）：曲普瑞林3.75mg，月经周期第2日肌注，每28日1次，共6个月。

3.纠正肥胖、减少胰岛素抵抗现象　二甲双胍，每次500mg，每日1～3次；或格华止850mg，每日1次；疗程3～6个月。

4.诱发排卵

（1）枸橼酸氯米芬（CC）：在子宫出血第3～5日起每日50mg，共5日。

（2）来曲唑（LE）：在子宫出血第3～5日起每日2.5mg，共5日。

（3）促性腺激素（Gn）：有人绝经期促性腺激素（HMG），基因重组FSH，尿FSH，一般75U肌注，在月经周期或撤退性出血第2～3日起，每日或隔日1次，连续监测至优势卵泡直径18～20mm，再给予绒毛膜促性腺激素（hCG）5000～10 000 U，肌内注射，48～72小时后B超监测有无排卵。由于多囊卵巢综合征患者诱发排卵时较易并发卵巢过度刺激综合征，因此该方案必须在有卵泡监测条件的单位才能使用，同时加强预防措施：①不作为PCOS患者促排卵的首选方案。②多个卵泡达到成熟期或卵巢直径>6cm时，不应加用hCG。

二、外治法

（一）艾灸

处方一：三阴交、足三里、关元、气海、肾俞、脾俞。

［操作］取艾条对准穴位采用温和灸，温度以皮肤微红、患者能忍受为好，治疗10分钟。每日1次，10次为1个疗程。

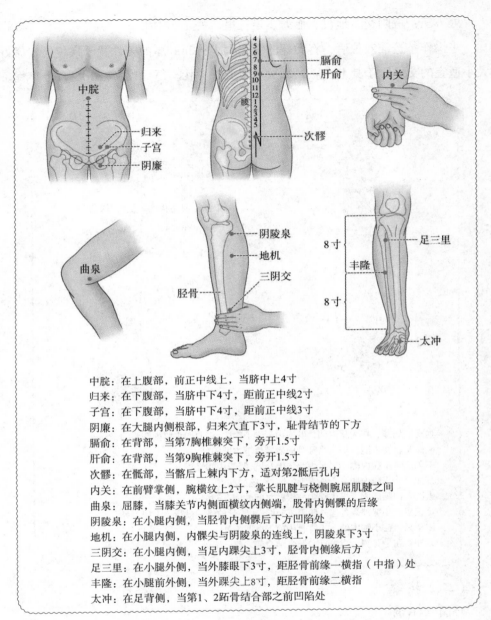

中脘：在上腹部，前正中线上，当脐中上4寸
归来：在下腹部，当脐中下4寸，距前正中线2寸
子宫：在下腹部，当脐中下4寸，距前正中线3寸
阴廉：在大腿内侧根部，归来穴直下3寸，耻骨结节的下方
膈俞：在背部，当第7胸椎棘突下，旁开1.5寸
肝俞：在背部，当第9胸椎棘突下，旁开1.5寸
次髎：在骶部，当髂后上棘内下方，适对第2骶后孔内
内关：在前臂掌侧，腕横纹上2寸，掌长肌腱与桡侧腕屈肌腱之间
曲泉：屈膝，当膝关节内侧面横纹内侧端，股骨内侧髁的后缘
阴陵泉：在小腿内侧，当胫骨内侧髁后下方凹陷处
地机：在小腿内侧，内踝尖与阴陵泉的连线上，阴陵泉下3寸
三阴交：在小腿内侧，当足内踝尖上3寸，胫骨内侧缘后方
足三里：在小腿外侧，当外膝眼下3寸，距胫骨前缘一横指（中指）处
丰隆：在小腿前外侧，当外踝尖上8寸，距胫骨前缘二横指
太冲：在足背侧，当第1、2跖骨结合部之前凹陷处

处方二：关元、血海、三阴交、子宫、中极。

　　[操作] 穴位常规消毒后，将蚕豆大小的艾炷置于穴位上点燃，当患者感到局部微有灼痛时，更换一炷再灸，每穴灸5～10壮。或用艾条灸，每穴灸10～15分钟。每日1次，10次为1个疗程。

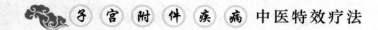
处方三：三阴交、地机、血海、足三里、关元、中极。

［操作］选准穴位后，将做好的铜钱大小约2mm厚的姜片置于穴位上，做好大小适宜的艾炷置于其上点燃，每次每穴灸5～7壮。每日1次，10次为1个疗程。

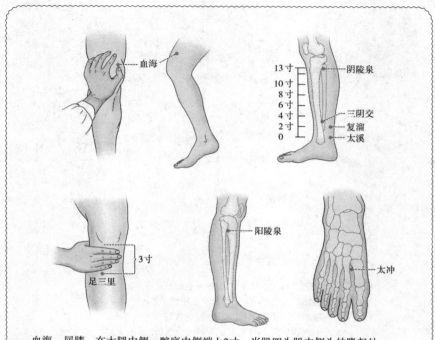

血海：屈膝，在大腿内侧，髌底内侧端上2寸，当股四头肌内侧头的隆起处
阴陵泉：在小腿内侧，当胫骨内侧髁后下方凹陷处
三阴交：小腿内侧，当足内踝尖上3寸，胫骨内侧缘后方
复溜：在小腿内侧，太溪直上2寸，跟腱的前方
太溪：内踝后方，当内踝尖与跟腱之间的中点凹陷处
足三里：小腿外侧，当外膝眼下3寸，距胫骨前缘一横指（中指）处
阳陵泉：在小腿内侧，当腓骨头前下方凹陷处
太冲：在足背侧，当第1、2跖骨结合部之前凹陷处

（二）拔罐

1. 月经不调

拔罐部位如下。

（1）背部：肝俞、脾俞、胃俞、三焦俞、肾俞。

（2）腹部：中极、关元、气海、子宫穴（为经外奇穴，位于耻骨联合上缘旁开9厘米，再向上3厘米处）。

（3）下肢部：血海、三阴交、照海。

2. 闭经

拔罐部位如下。

（1）背部：肝俞、脾俞、命门、腰阳关、肾俞、八髎。

（2）腹部：上脘、中脘、下脘、关元、归来。

（3）下肢部：血海、三阴交。

（三）刮痧

1. 月经不调 刮肝俞、脾俞、次髎；点揉气海、关元；刮三阴交；点揉隐白、大敦。

2. 闭经 刮肝俞、脾俞、肾俞、次髎、合谷；点揉关元、大赫；刮血海、阴陵泉、地机、三阴交、足三里。

（四）针刺

1. 毫针法

处方一：三阴交、中极、关元、子宫。

［操作］在经后阴道有适量分泌液或血E_2中等水平时，穴位常规消毒，针刺以上穴位，施平补平泻法，每日或隔日1次，留针30分钟，连续针刺3～5天。

处方二：①三阴交、关元、足三里；②膈俞、脾俞、肾俞。

［操作］穴位常规消毒，以上两组穴位交替使用，每周2次，3个月治疗后，改为每周1次，每次留针20～30分钟。

2. 电针法

处方一：①肝俞、肾俞、膈俞、脾俞；②关元、中极、子宫、三阴交。

［操作］穴位常规消毒后，毫针刺，得气后接G-6805电针治疗仪，使用连续波，电流以患者能耐受为度，留针30分钟。每日1次，两组穴位每日均取，7次为1个疗程。

处方二：关元、中极、足三里、血海、三阴交、太白。

［操作］穴位常规消毒后，毫针刺，得气后接G-6805电针治疗仪，使用连续波，电流以患者能耐受为度，留针30分钟。每日1次，7次为1个疗程。

3. 温针法

处方一：①三阴交、肝俞、肾俞、脾俞；②关元、中极、气海、子宫。

［操作］穴位常规消毒，针刺得气后，用4块4cm×4cm的方纸板，中心扎孔，分套在四根针上，再取4节2cm长的艾条段，分套在四根针柄上，距纸板3～5cm处。点燃艾条，每次每穴各灸1壮。每日1次，两组穴位交替使用，7次为1个疗程。

处方二：三阴交、关元、中极、子宫、足三里、血海。

［操作］穴位常规消毒后，用1.5寸毫针刺，针刺得气后，在针柄上套上一段艾条灸之，以局部发红皮肤尚未烫伤为度。操作中为避免烫伤，可用硬纸片垫于针孔周围。每日1次，7次为1个疗程。

三、临床治疗心得

多囊卵巢综合征是青春期和育龄期妇女最常见的生殖内分泌紊乱性疾病，是女性不孕症的主要原因之一，其发病的高峰年龄段为20—30岁，中医将本病归于"月经不调""闭经""崩漏""不孕"的范畴。患者多出现月经稀发或闭经或功血、卵巢多囊改变、不孕、多毛、肥胖及黑棘皮症等表现。

笔者从西医临床发现，本病患者多合并高雄激素血症或高胰岛素血症。而从中医角度分析认为本病病机是以肾脾不足为本，痰湿瘀血为标，往往为虚实夹杂，其病机要素多见痰湿阻滞、血瘀气滞、肾虚脾虚。

因此，笔者在临床上治疗本病时主张中医辨证与西医辨病结合，认为肥胖者多属脾肾阳虚为本；体瘦者多肾水内乏为本。临床中月经稀发患者多见以下症型：脾肾阳虚者予以紫石英、菟丝子、炒杜仲、巴戟天、肉苁蓉，鹿角片温肾助阳促排卵，黄芪、白术、太子参健脾益气除湿；痰湿瘀滞者，拟苍术导痰丸为主方加减燥湿化痰，调理冲任；阴虚胃热者，拟瓜石汤为主方加减滋阴清热，活血通经。崩漏不固患者多见：阴虚血热者，拟两地汤加减养血清热调经；湿热内蕴者，拟清热固经汤为主方，清热凉血，固冲止血。临床上配合西药治疗，主要用于有肥胖、减少胰岛素抵抗现象的患者配合二甲双胍口服；有生育要求患者还需给予克罗米芬口服促排卵治疗。肥胖患者需嘱咐其适当锻炼控制体重、科学减肥。

第四节 生活起居

一、起居

1. 增强体质，避免过度忧虑和突然的精神刺激。保证劳逸结合，改变偏食的习惯，食物要多样化和富于营养。

2. 积极治疗原有的慢性疾病，防止过度消瘦而影响月经的来潮和经血量。

3. 发现月经不调及身体多毛要及时到医院诊断，以免病情加重。

4. 帮助病人树立战胜疾病的信心，积极配合治疗，保持良好的情绪和平静的心态。

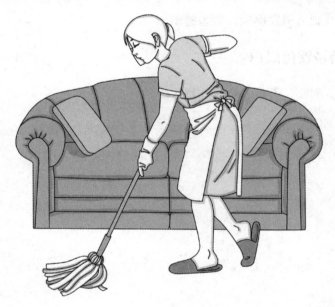

二、饮食

形体肥胖之痰湿患者，饮食上要注意节制，不宜暴饮暴食及过食肥甘厚腻，以免损伤脾胃，痰湿愈盛。患者不宜食用两类食物：①甜食：过食甜食则土盛乘水，导致肾虚，加重内分泌紊乱，尤其不适宜体胖妇女食用。②冷饮：易导致寒湿内生，加重痰瘀互结。适宜食品为大豆和黑豆，其营养价值高，含丰富的优质蛋白和微量元素，可预防骨质疏松，以及促进胆固醇排泄的作用；更为重要的

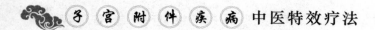

是，大豆和黑豆含有天然雌激素，可提高体内雌激素水平，对多囊卵巢综合征有一定的治疗作用。

三、活动、运动

肥胖是本病的重要体征之一。肥胖是由于雄激素过多和未结合睾酮比例增加引起，亦与雌激素的长期刺激有关。因此肥胖者应加强锻炼和限制高糖、高脂饮食可以减轻体重，由于脂肪堆积过度会加剧高胰岛素和高雄激素的程度而导致无排卵。有资料报告体重下降10公斤，可减少胰岛素水平40%，减少睾酮水平3.5%，并有可能恢复排卵。科学减肥应该是运动加上限制高糖、高脂食物的摄入，是渐进性，而不是快速的三日减肥、七日减肥。科学减肥可以祛除疾病，有利健康，快速减肥可引发疾病，危害健康。

四、服药及饮食忌口

避免浓茶、咖啡、荔枝、烧烤炸物等燥热食品。

附录A 治疗子宫附件疾病中成药自选对照表

常见疾病	中成药	成分	功效	主治	用量用法
子宫肌瘤	橘荔散结片	橘核、荔枝核、川续断、小茴香、乌药、川楝子、海藻、岗稔根、莪术、制首乌、党参、生牡蛎、罂粟壳、益母草	行气散结，软坚敛涩，益气活血	痰湿结聚证	每次4～6片，每日3次月经干净3日后开始服药，月经前3～5日停药
	宫瘤清胶囊	熟大黄、土鳖虫、水蛭	活血逐瘀，消癥破积，养血清热	瘀血内结证	每次3粒，每日2次经期停用
	桂枝茯苓胶囊	桂枝、茯苓、牡丹皮、白芍、桃仁	活血化瘀消癥	血瘀证	每次6粒，每日2次经期停用
子宫内膜异位症	散结镇痛胶囊	龙血竭、三七、浙贝母、薏苡仁	软坚散结，化瘀定痛	痰瘀互结兼气滞证	每次4粒，每日3次，于月经来潮第一天开始服药，连服3个月经周期为1个疗程
	丹莪妇康煎膏	紫丹参、莪术、竹叶、柴胡、三七、赤芍、当归、三棱、香附、延胡索、甘草	活血化瘀，疏肝理气，调经止痛，软坚化积	瘀血阻滞证	每次6～9g，每日3次，连服3个月经周期为1个疗程
	桂枝茯苓丸	桂枝、茯苓、牡丹皮、白芍、桃仁	活血化瘀消癥	血瘀证	每次6g，每日3次，连服3个月经周期为1个疗程
子宫脱垂	补中益气丸	黄芪（蜜炙）、党参、甘草（蜜炙）、白术（炒）、当归、升麻、柴胡、陈皮、生姜、大枣	补中益气	子宫脱垂伴气短、懒言、乏力、自汗、便溏者	每次6～9g，每日3次

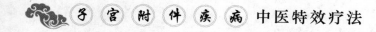
（续　表）

常见疾病	中成药	成分	功效	主治	用量用法
子宫脱垂	金匮肾气丸	地黄、山药、山茱萸（酒炙）、茯苓、牡丹皮、泽泻、桂枝、附子（制）、牛膝（去头）、车前子（盐炙）	温补肾阳，化气行水	子宫脱垂伴有腰酸膝软、怕冷、性欲低下、小便清长或五更泻者	每次6～9g，每日3次
	知柏地黄丸	知母、黄柏、熟地黄、山茱萸（制）、牡丹皮、山药、茯苓、泽泻	滋阴降火	子宫脱垂伴心烦、腰酸、大便干、带下黄臭者	每次6～9g，每日3次
	人参健脾丸	人参、白术（麸炒）、茯苓、山药、陈皮、木香、砂仁、炙黄芪、当归、酸枣仁（炒）、远志（制）	健脾益气，和胃止泻	气虚型子宫脱垂	每次6～9g，每日3次
	人参鹿茸丸	人参、鹿茸（去毛，酥油制）、补骨脂（盐炒）、巴戟天（甘草水制）、当归、杜仲、牛膝、茯苓、菟丝子（盐炒）、黄芪（蜜炙）、龙眼肉、五味子（醋蒸）、黄柏、香附（醋制）、冬虫夏草	滋肾生精，益气，补血	肾虚型子宫脱垂	每次6～9g，每日3次

（续 表）

常见疾病	中成药	成分	功效	主治	用量用法
盆腔炎性疾病后遗症	妇乐冲剂	忍冬藤、大血藤、大青叶、大黄（制）、蒲公英、赤芍、牡丹皮、川楝子、延胡索（制）、甘草	清热凉血，消肿止痛	用于盆腔炎、附件炎、子宫内膜炎等引起的带下、腹痛	每次2包，冲服，每日2次，连服1～3个月
	金刚藤糖浆	金刚藤	清热解毒，消肿散结	用于附件炎和附件炎性包块及妇科多种炎症	每次20ml，每日2次，连服1～3个月
	妇科千金片	千斤拔、金樱根、穿心莲、功劳木、单面针、当归、鸡血藤、党参	清热除湿，益气化瘀	湿热瘀阻证	每次4片，每日3次，连服1～3个月
	妇炎康	赤芍、土茯苓、三棱（醋炙）、川楝子（炒）、莪术（醋炙）、延胡索（醋炙）、芡实（炒）、当归、苦参、香附（醋炙）、黄柏、丹参、山药	清热解毒，活血化瘀，软坚散结，消炎止痛	用于慢性附件炎、盆腔炎、阴道炎	每次1丸，每日3次，连服30日
痛经	田七痛经胶囊	三七、五灵脂、蒲黄、延胡索、川芎、木香、小茴香、冰片	通调气血，止痛调经	经期腹痛及因寒所致的月经失调	每次3～5粒，每日3次，开水送服
	云南白药	蒲黄、白及	化瘀止血，活血止痛，解毒消肿	血瘀证	每次0.5～1g，每4小时1次，每日3次

179

（续　表）

常见疾病	中成药	成分	功效	主治	用量用法
多囊卵巢综合征	右归丸	熟地黄、附子（炮附片）、肉桂、山药、山茱萸（酒炙）、菟丝子、鹿角胶、枸杞子、当归、杜仲（盐炒）	温补肾阳	肾阳虚型	每次1丸，每日3次，口服
	二陈丸	半夏、橘红、白茯苓、炙甘草、生姜、乌梅	燥湿化痰，理气和胃	痰湿阻滞型	每次9～15g，每日2次
	龙胆泻肝丸	龙胆、柴胡、黄芩、栀子（炒）、泽泻、木通、车前子（盐炒）、当归（酒炒）、地黄、炙甘草	清肝胆，利湿热	肝经湿热型	每次3～6g，每日2次
	血府逐瘀丸	当归、生地黄、桃仁、红花、枳壳、赤芍、柴胡、甘草、桔梗、川芎、牛膝	活血祛瘀，行气止痛	气滞血瘀型	每次1～2丸，每日2次

附录B 子宫附件疾病保健穴位对照表

	穴位	所属经络	定位	简便取法	功效作用	主治病症	备注
头面部穴位	百会	督脉	当前发际上5寸，后发际上7寸，前后发际之间的直线距离相当于12寸	让患者采用正坐的姿势，百会穴位于人体的头部，头顶正中心，可以通过两耳角直上连线中点，来简易取此穴	升阳举陷，益气固脱	阴挺	平刺0.5～0.8寸；升阳举陷可用灸法
胸腹部穴位	关元	任脉	在下腹部，前正中线上，当脐中下3寸	取穴时，可采用仰卧的姿势，关元穴位于下腹部，前正中线上，从肚脐到耻骨上方画一线，将此线五等分，从肚脐往下五分之三处，即是此穴	补肾培元，清热利湿	月经不调、痛经、闭经、崩漏、带下、阴挺	直刺1～1.5寸，多用灸法；孕妇慎用
	中极	任脉	在下腹部，前正中线上，当脐中下4寸	同上法从肚脐往下五分之四处，即是此穴	益肾兴阳，调经止带	月经不调、崩漏、阴挺、不孕	直刺1～1.5寸；孕妇慎用
	水道	足阳明胃经	在下腹部，当脐中下3寸，距前正中线2寸	关元旁开2寸	利水通淋消肿，调经止痛	痛经，不孕，盆腔炎，子宫病，卵巢病	配三阴交、中极治痛经、不孕，直刺1～1.5寸
	归来	足阳明胃经	在下腹部，当脐中下4寸，距前正中线2寸	中极旁开2寸	调经止带，止痛，活血化瘀	月经不调、赤白带下，阴挺，痛经，盆腔炎，闭经	配三阴交、中极治月经不调直刺1～1.5寸
	带脉	足少阳胆经，带脉二经交会穴	在侧腹部，当第11肋骨游离端下方垂线与脐水平线的交点上，肝经章门穴下1.8寸处；侧卧取穴	侧卧位，当第11肋骨游离端直下，与脐相平处取穴	通调气血，温补肝肾	闭经，月经不调，赤白带下，腹痛，疝气，腰胁痛。子宫内膜炎，附件炎，盆腔炎	直刺1～1.5寸；可灸

（续 表）

	穴位	所属经络	定位	简便取法	功效作用	主治病症	备注
胸腹部穴位	子宫	奇经	下腹部，当脐中下4寸，中极旁开3寸	肚脐直下4寸，旁开3寸处取穴	调经种子，理气止痛	妇女不孕，月经不调，痛经，阴挺，及盆腔炎等	直刺1.5～2寸，孕妇禁针。艾炷灸3～5壮；或艾条灸5～15分钟
背腰部穴位	命门	督脉	后正中线上，第2腰椎棘突下凹陷中	正坐直腰，以两手中指按住脐心，左右平行移向背后，两指会合处为此穴	温肾壮阳，利腰膝	月经不调、赤白带下、痛经、闭经、不孕等妇科病证	直刺0.5～1寸；可灸
	肾俞	足太阳膀胱经	在腰部，当第2腰椎棘突下，旁开1.5寸	通常采用俯卧姿势，肾俞穴位于人体的腰部，当第2腰椎棘突下，左右二指宽处	补益肾气	月经不调、带下、不孕等妇科病症	直刺0.5～1寸
	腰阳关	督脉	后正中线上，第4腰椎棘突下凹陷中，约与髂嵴相平		除寒祛湿，强腰膝益肾气	月经不调、赤白带下	向上斜刺0.5～1寸，可灸
四肢部穴位	阴陵泉	足太阴脾经	胫骨内侧髁下方凹陷处	患者采用正坐或仰卧的取穴姿势，该穴位于人体的小腿内侧，膝下胫骨内侧凹陷中，与阳陵泉相对	清利湿热，健脾理气，益肾调经，通经活络	月经不调	直刺1～2寸
	三阴交	足太阴脾经	内踝尖上3寸，胫骨内侧面后缘	先找到内踝尖，再用四指并拢，来确定内踝尖上3寸这一点，再找到胫骨后缘，即是三阴交穴	健脾补血，活血化瘀	月经不调、带下、阴挺、不孕、滞产等妇科疾病	直刺1～1.5寸，孕妇禁针
	气海	任脉	于下腹部，前正中线上，当脐中下1.5寸	取穴时，可采用仰卧的姿势，该穴位于人体的下腹部，直线联结肚脐与耻骨上方，将其分为十等分，从肚脐3/10的位置，即为此穴	补肾培元，益气和血	月经不调、崩漏、带下、阴挺、产后恶露不止	直刺1～1.5寸，多用灸法，孕妇慎用

（续　表）

	穴位	所属经络	定位	简便取法	功效作用	主治病症	备注
四肢部穴位	血海	足太阴脾经	屈膝，在髌底内侧端上2寸，当股四头肌内侧头的隆起处；屈膝取穴	患者屈膝，医者以左手掌心按于患者右膝髌骨上缘，二至五指向上伸直，拇指约呈45度斜置，拇指尖下是穴	化血为气，运化脾血	月经不调、痛经、闭经等妇科月经病	直刺1～1.2寸；可灸
	次髎	足太阳膀胱经	在髂后上棘下与后正中线之间，适对第2骶后孔中		补益下焦，强腰利湿	月经不调、痛经、带下、盆腔炎等妇科疾病	配三阴交主治月经不调、痛经。直刺1～1.5寸
	交信	足少阴肾经	在小腿内侧，当太溪直上2寸，复溜前0.5寸，胫骨内侧缘的后方		益肾调经，通调二阴	月经不调、崩漏、阴挺、阴痒等妇科病症	配关元、三阴交治妇科疾病之月经不调；配太冲、血海、地机治崩漏；配关元治阴挺。直刺0.5～1寸，可灸
	照海	足少阴肾经	内踝高点正下缘凹陷处		调阴宁神，通调二便	月经不调、痛经、赤白带下等妇科病证	直刺0.5～1寸

参考文献

[1] 刘敏如，欧阳惠卿．实用中医妇科学.2版.上海：上海科学技术出版社，2010.

[2] 童筱.针灸·拔罐·刮痧·按摩治百病.包头：内蒙古科学技术出版社，2009.

[3] 吴绪平，张淑容.妇产科疾病针灸治疗学.北京：中国医药科技出版社，2003.

[4] 张丽君，李杰.妇产科病中医经验集成.武汉：湖北科学技术出版社，2012.

[5] 谢幸，苟文丽.妇产科学.8版.北京：人民卫生出版社，2013.

[6] 马宝璋，齐聪.中医妇科学.北京：中国中医药出版社，2012.

[7] 戴德英.非处方药选用指南妇科儿科病症.上海：上海中医药大学出版社，2007.

[8] 张荣华.妇科疾病外治法.北京：中国医药科技出版社，2003.

[9] 王小云，黄健玲.妇科专病中医临床诊治.3版.北京：人民卫生出版社，2013.

[10] 北京中医医院，北京市中医学校.刘奉五妇科经验.北京：人民卫生出版社，2006.

[11] 罗颂平，张玉珍.罗元恺妇科经验集.上海：上海科学技术出版社，2005.

[12] 刘云鹏.刘云鹏——中国百年百名中医临床家丛书.北京：中国中医药出版社，2004.

[13] 王阿丽，陈艳.王子瑜妇科临证经验集.北京：人民卫生出版社，2008.

[14] 高耀洁.实用中西医结合妇产科学.郑州：河南科学技术出版社，1990.

[15] 李莉.国医大师班秀文学术经验集成.北京：中国中医药出版社，2010.

[16] 司徒仪，杨家林.妇科专病临床诊治.北京：人民卫生出版社，2005.

[17] 梅乾茵.黄绳武妇科经验集.北京：人民卫生出版社，2004.

[18] 章勤，何嘉琳，何嘉琅，等.医论医案经验集.上海：上海科技出版社，2007.

[19] 付金荣，许华云，王芳.蔡小荪妇科周期理论在妇科临床中的应用.中国中医药信息杂志，2012，19（3）：88-89.

[20] 李晓平，夏桂成.夏桂成治疗子宫肌瘤的新理论新思路.江苏中医药，2011，43（5）：12-13.

[21] 冯泽芳.活血化滞消瘤汤内外兼治子宫肌瘤98例.四川中医，2005，23（2）：67.

[22] 张改.自拟理气活血消癥汤治疗子宫肌瘤35例疗效观察.云南中医中药杂志，2009，30（12）：20-21.

[23] 陆建英，孟炜，朱南孙，等. 化瘤方治疗气虚血瘀型子宫肌瘤302例临床观察. 上海中医药杂志，2008，42（3）：49-51.

[24] 商威，郑云萍. 加味桂苓汤治疗子宫肌瘤临床分析. 辽宁中医杂志，2010，37（2）：300-301.

[25] 辛昕，李艳慧. 中药穴位贴敷治疗子宫肌瘤30例临床观察. 针灸临床杂志，2006，22（7）：15-18.

[26] 刘建明. 针灸治疗子宫肌瘤研究进展. 实用中医药杂志，2010，26（4）：293-294.

[27] 赵莉，曹琛，卢敏，等. 朱南孙治疗子宫肌瘤经验简介. 新中医，2010，42（10）：130-131.

[28] 景彦林. 夏桂成辨治子宫内膜异位症不孕经验. 中医杂志，2011，52（21）：1822-1823.

[29] 吴燕平. 裘笑梅教授内膜异位症性不孕症治验浅谈. 福建中医药，2008，39（2）：18-19.

[30] 孟强，张悦. 足底按摩治疗子宫内膜异位症之痛经38例。按摩与导引，2001，17（2）：55.

[31] 姚玉荣，路印香. 克异种子丹敷脐治疗盆腔子宫内膜异位症113例. 国医论坛，2001，16（2）：5.

[32] 汪慧敏，陈华德. 子宫内膜异位症的针灸治疗临床研究. 针刺研究，2000，25（2）：148-150.

[33] 李媛枫，李幼萍，陈术梅. 耳压配合中药治疗子宫内膜异位症痛经8例. 辽宁中医杂志，2002，29（3）：144.

[34] 陆波，吕征琴. 子宫内膜异位症痛经的中西医结合护理. 浙江中医药大学学报，2012，36（4）：454-455.

[35] 高月. 痛经的自我调护. 中国医药导报，2007，29（4）：81.

[36] 俞丽君，喻燕雯. 陈少春治疗子宫脱垂经验. 山西中医，2011，27（10）：7-8.

[37] 于红娟，陈霞. "益气提宫方"治疗脾肾两虚型子宫脱垂45例临床观察. 江苏中医药，2010，42（2）：40-41.

[38] 刘克龙. 加味乌头汤治疗子宫脱垂76例. 湖北中医杂志，2001，23（12）：30.

[39] 陈珑. 巧用胡芦巴丸治阴挺，浙江中医杂志，2010，45（7）：533.

[40] 刘格，冯小玲，田明健，等. 韩百灵教授治疗慢性盆腔炎经验介绍. 新中医，

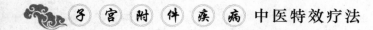
2007，39（6）：10.

[41] 郭洪波，罗玉梅.解郁逐瘀利湿汤治疗慢性盆腔炎156例分析.实用中医内科杂志，2006，20（6）：658.

[42] 王永周，王泽琛，戴晓蓉，等.中药配合理疗治疗慢性盆腔炎疗效观察.实用中医药杂志，2010，26（1）：8.

[43] 韩颜华，韩艳荣.加味升带汤治疗慢性盆腔炎156例.陕西中医，2006，28（1）：27.

[44] 陈淑萍.加味金铃子散治疗慢性盆腔炎192例.江西中医药，2007，38（8）：27.

[45] 张元.夏桂成治疗原发性痛经经验.陕西中医学院学报，2009，32（6）：17-18.

[46] 王冬梅，闫宏宇.宁心缓痛法治疗原发性痛经的体会.新疆中医药，2007，25（6）：65.

[47] 陆继明，杨芸香.自拟痛经汤治疗痛经112例疗效观察.云南中医中药杂志，2007，28（9）：14.

[48] 江锦萍.暖宫化瘀方治疗原发性痛经40例.中国中医药科技，2008，15（1）：69-70.

[49] 刘丽清，蔡平平．戴德英治疗多囊卵巢综合征经验，中医杂志，2002，43（4）：261.

[50] 杨悦娅．朱南孙治疗多囊卵巢综合征的思路与方法，上海中医药杂志，2006，40（1）：43-44.

[51] 庞秋华，徐琅，朱艳平．李丽芸教授治疗多囊卵巢综合征不孕经验介绍，新中医，2009，41（4）：15-17.

[52] 石晶，姚美玉．王秀霞教授治疗多囊卵巢综合征经验介绍．新中医，2008，40（10）：6-7.

考考你答案

1. ABC   2. ABCD   3. ABCD   4. ACD   5. BCD

6. ACD   7. ABD   8. AC   9. AC   10. BCD